René Stefitz

Sozial-emotionale Kompetenzen
im MedAT

Vorwort

Die Medizin. Ein Begriff, der seit Jahrhunderten mit Hoffnung, Bewunderung und Respekt verbunden wird. ÄrztInnen genießen in der Gesellschaft hohes Ansehen und nicht selten kommen auch heute noch alteingesessene Redewendungen und Floskeln zum Einsatz, wenn es um die (ehemaligen) „Halbgötter in Weiß" geht. In Österreich stellt dieser Berufsstand jedes Jahr das Ziel von tausenden BewerberInnen dar. Kein anderes Studium an den österreichischen Hochschulen vermag es, so viele InteressentInnen zu den Studieninformationsveranstaltungen zu locken, wie das der Medizin. Doch die hohe Nachfrage hat ihren Preis. Ein Aufnahmeverfahren reglementiert, wer einen der begehrten, begrenzten Studienplätze bekommt. Letztendlich schafft es nur ein Bruchteil, den ersten Schritt der Wunschkarriere zu gehen.

MedAT - eine harmlos Buchstabenkombination, die für viele AnwärterInnen jedoch monatelange Hingabe, Entbehrung und Verzicht bedeutet. Seit 2013 besteht das Auswahlverfahren zu den medizinischen Studiengängen nicht nur aus einer Überprüfung naturwissenschaftlicher Basiskenntnisse, sondern auch aus einer kognitiven Testbatterie. Die Fähigkeitsbereiche schlussfolgerndes Denken, Merkfähigkeit, Wortflüssigkeit und visuell-analytische Fähigkeiten werden durch dementsprechende Aufgabengebiete erhoben und durch einen Test des Textverständnisses ergänzt.

Im Jahr 2015 wurde dem MedAT mit dem „Sozialen Entscheiden" erstmalig ein Subtest aus dem Bereich der sozialen Kompetenzen hinzugefügt. Durch die Aufgabenstellungen soll festgestellt werden, wie die einzelnen BewerberInnen in sozialen Situationen Entscheidungen treffen und welche Überlegungen sie dabei anstellen. 2016 erweiterte man den MedAT um die Aufgabengruppe „Emotionen Erkennen", bei der es, wie schon der Name vermuten lässt, um das Identifizieren und Benennen von Emotionen in fiktiven Situationen geht.

Was auf den ersten Blick klingt wie die Beschreibung „typischet" Persönlichkeitstests, bei denen man keine richtigen oder falschen Antworten abgeben kann, erweist sich problematischer als von vielen angenommen. Die Kombination aus dem Mangel von offiziellen Übungsbeispielen und Theorieerläuterungen, sowie der Einsatz eines Antwortsystems, welches „Fehler" in doppelter Form bestraft, stellten die BewerberInnen vor anspruchsvolle Aufgaben. Viele berichteten von Testergebnissen unter ihren Erwartungen und die damit einhergehende Enttäuschung, die Unsicherheit und der Zweifel über diesen neuen Aufgabenteil konnten sich bis ins Testjahr 2017 halten. Das vorliegende Werk soll nun den Versuch darstellen, die Testbereiche „Soziales Entscheiden" und „Emotionen Erkennen" dieser Frustrationspotentiale zu berauben, die relevantesten wissenschaftlichen Theorien dazu zu erläutern, geleitete Übungsbeispiele bereit zu stellen und letztendlich anhand von Testsimulationen eine Vorstellung zu schaffen, wie dieser Test in der Praxis funktioniert. Im Gegensatz zu anderen Aufgabengebieten des MedAT reicht diesmal reine Übung und Erfahrung mit den Aufgaben nicht aus. Ein tieferes Verständnis für die Anforderungen und Kriterien der Fragestellungen sind erforderlich, um auch in diesem Teilbereich ein gutes Ergebnis zu erzielen.

Unser Team aus Medizinern und PsychologInnen mit jahrelanger Praxis und Expertise in der Vorbereitung für medizinische Auswahlverfahren ist auch dieses Mal zuversichtlich, dass die Leserinnen und Leser dieses Buch mit Gewinn an Problembewusstsein, Erkenntnissen und Wissen für das Bearbeiten dieses Testteils studieren können. Vor allem aber sollen die Inhalte auch zum Nachdenken über die Grundlagen von Moral, sozialen Normen und Wertevorstellungen anregen und eine Unterstützung darstellen für die Entwicklung einer kritischen und reflektierten Denkweise.

Graz, Februar 2018

René Stefitz

Inhalt

1. Sozial emotionale Kompetenzen (SEK)

Schon zum vierten Mal wird im Jahr 2018 mit den „Sozial-
emotionale Kompetenzen", kurz SEK, eine Testbereich präsentiert, welche das zu überprüfende Fähigkeits– und Fertig-
keitsspektrum der angehenden JungmedizinerInnen um eine
soziale Komponente ergänzt. Die SEK bestehen aus insgesamt zwei Aufgabengruppen. Das „Soziale Entscheiden" soll
erheben, wie man in sozialen Situationen Entscheidungen
trifft und vor allem welche Überlegungen man hierbei anstellt.
Beim „Emotionen Erkennen" wird überprüft, wie exakt sich
die BewerberInnen in die Rolle von anderen Personen hinein-
versetzen können um deren aktuelle Emotionslage zu verstehen. Natürlich scheint es offensichtlich, warum es gerade in
der Medizin bzw. auch in der Krankenpflege wichtig ist,
„menschlich" denken und handeln zu können, Empathie zu
zeigen und das Konzept der Perspektivenübernahme zu ver-
innerlichen. PatientInnen, Pflegepersonal und ÄrztInnen profitieren von einer stabilen und harmonischen Beziehung untereinander, welche zum Teil nicht nur ausschlaggebend für
ein geregeltes und angenehmes Miteinander ist, sondern auch
oft die Basis für eine erfolgreiche Behandlung darstellt. Man
arbeitet mit Menschen und man arbeitet für Menschen und
dies auch oft an den Grenzen der Belastung. Kaum einem
anderen Berufsbild wird so viel Mitgefühl und Philanthropie
nachgesagt, wie dem der MedizinerInnen.

Es wirkt somit schlussfolgernd logisch, dass man nun neben
naturwissenschaftlichem Fachwissen und allgemeinen kognitiven Fähigkeiten auch soziale Kompetenzen der BewerberInnen
auf den Prüfstand stellt. Wissen kann man sich generell,

genügend Zeit und Motivation vorausgesetzt, relativ leicht und strukturiert aneignen. Schwieriger wird es bei den kognitiven Fähigkeiten. Diese sind das Ergebnis von jahrelangen Entwicklungs- und Lernprozessen und entziehen sich einer kurz- oder gar mittelfristigen Beeinflussung. Trotzdem kann das Auseinandersetzen mit den Aufgabenstellungen und Übung zu teils enormen Leistungssteigerungen in kognitiven Testverfahren führen. Auch sind spezifische kognitive Strategien (beispielsweise das Major-System zur Bearbeitung von Merkaufgaben) dazu in der Lage, die eigentliche Aufgabenanforderung zu vereinfachen oder sogar zu umgehen. Vielen Meinungen zum Trotz verbessern sich dabei allerdings nicht die zugrunde liegenden kognitiven Konstrukte, wie Gedächtnis, schlussfolgerndes Denken oder visuell-analytische Fähigkeiten, sondern der Umgang mit dementsprechenden Testaufgaben. Die berühmte pragmatische Aussage von Edwin Boring „Intelligenz ist das, was der Intelligenztest misst" fasst diesen Umstand unangreifbar zusammen und warnt gleichzeitig vor einer Überinterpretation kognitiver Leistungsindizes wie dem Intelligenzquotienten.

Wie sieht die ganze Sache aber nun mit der sozialen Kompetenz oder der moralischen Urteilsfähigkeit aus? Ist überhaupt eine Vorbereitung für dementsprechende Testverfahren, wie die neue Aufgabengruppen zu den sozial-emotionalen Kompetenzen im MedAT, möglich? Kann man generell seine sozialen Kompetenzen fördern und wenn ja, wie? Tatsächlich handelt es sich hierbei um Fragen, welche bereits seit langem Gegenstand etlicher empirischer Forschungsbemühungen waren. Eine Metaanalyse (eine Zusammenfassung mehrerer wissenschaftlicher Studien mit gleicher Fragestellung) von Schläfli (1986) konnte 4 Faktoren feststellen, welche die Entwicklung

2

sozialer Kompetenzen und das Niveau moralischer Urteilsfähigkeit fördern:

- „Training" muss sich über mehrere Wochen erstrecken, viele Problembearbeitungen enthalten und es erlauben, sich Zeit zu nehmen für eigene Überlegungen und Analysen.

- Unterschiedliche Meinungen und Ansätze sind wichtig für die Weiterentwicklung der eigenen Fähigkeit zur Perspektivenübernahme. Es muss versucht werden alle Konsequenzen der Situation bzw. der moralischen Entscheidung zu berücksichtigen. Manchmal ist sogar Streit und Konflikt vonnöten, um sich weiterzuentwickeln.

- Traditioneller Sozialkunde- oder Ethikunterricht unter Verwendung frontal-didaktischer Methoden hat praktisch keine Effekte. Die eigene aktive Beteiligung, das Nachdenken über die Konfliktsituation stellt eine der wichtigsten Voraussetzungen für Weiterentwicklung dar.

- Verbesserungen konnten eher bei älteren Personen als bei Jugendlichen oder Kindern festgestellt werden. Dies wird unter anderem auch mit dem sogenannten „Nachholeffekt" erklärt. Man geht dabei davon aus, dass sich ältere Menschen schon längere Zeit auf einer bestimmten Argumentationsstufe befinden und sich schon mit den Widersprüchlichkeiten ihrer Überzeugung und ihres Handels konfrontiert sahen. Sie sind sich teilweise dieser Unzulänglichkeiten bewusst und dementsprechend eher dazu bereit, sich auch wirklich weiterzuentwickeln.

Man geht also davon aus, dass es sehr wohl möglich ist, sich moralisch und sozial bewusst verbessern zu können. Diese

3

Entwicklung benötigt jedoch Zeit, Anleitung und Übungs- bzw. Diskussionsmaterial und profitiert vom Meinungsaustausch mit anderen Personen. Belehrungen und Standpunktvermittlung schränken die notwendige Offenheit gegenüber alternativen Überlegungen ein. Ziele sind hierbei nicht die Anerkennung moralischer Normen oder Erziehung bzw. das Bilden von spezifischen Wertvorstellungen, sondern der Aufbau von Auffassungs- und Urteilskompetenzen.

1.1 Was ist dieses Buch nicht?

Wir haben, und dies muss in diesem Zusammenhang auch ehrlich zugegeben werden, lange mit der Entscheidung, dieses Buch zu veröffentlichen, kämpfen müssen. Ohne an dieser Stelle auf die unterschiedlichen Ansichten und Meinungen bezüglich der Fairness und Sinnhaftigkeit des MedAT selbst einzugehen, halten wir es für notwendig, dass der Zugang zu den medizinischen Studiengängen reglementiert wird. Allein am Beispiel der Medizinischen Universität Graz, wo es im Jahr 2016 fast 3200 Anmeldungen für 360 Studienplätze gab, kann man sich vorstellen, wie die Studienbedingungen aussehen würden, wenn der Zugang nicht reglementiert wäre. Wir unterstützen Fairness und Gerechtigkeit im Auswahl- und Vorbereitungsprozess und sind für einen offenen Informationsfluss und Chancengleichheit für alle BewerberInnen. Allerdings ist die Vorbereitung zu Testverfahren zu sozialen Kompetenzen oder zur moralischen Urteilsfähigkeit unter vielen, auch ethischen Aspekten, anders zu bewerten als in etwa kognitives Training.

Natürlich ist man sich als BewerberIn im Vorhinein bewusst, dass Überlegungen wie „Ich handle so, weil mir das den größten Gewinn bringen würde, auch ohne Rücksicht auf andere Personen", wahrscheinlich nicht die Antwortalternativen sein werden, für die man die maximale Punkteanzahl bekommen wird. Man wird sich wohl für andere, sozial erwünschtere Überlegungen entscheiden, auch wenn diese manchmal in Konflikt stehen mit den eigenen, wirklichen Überzeugungen. Das aktive, bewusste Verstellen zum Zwecke der sozialen Zustimmung (in diesem Kontext zum Zweck der Punktemaximierung) steht dem Gedanken der Auswahl der geeignetsten KandidatInnen direkt gegenüber. Das Phänomen der sozialen Erwünschtheit ist natürlich auch beim sozialen Entscheiden allgegenwärtig. Die Testkonstrukteure haben sich während der Entwicklung des Untertests dieses Störfaktors angenommen und dementsprechend Aufgaben konzipiert, die derartige Antworttendenzen berücksichtigen. Auch wir werden in einem späteren Kapitel noch näher darauf eingehen. Allerdings soll dieses Buch nicht dazu dienen, sich rasch die theoretischen Grundlagen für eine effiziente Verstellung im Sinne der sozialen Erwünschtheit anzueignen. Zum einen ist dies aufgrund der Aufgabenkonstruktion nur sehr schwer möglich und zum anderen ist das Buch bewusst so konzipiert, dass man sich mit den einzelnen Themen und der Theorie auseinanderzusetzen hat, möchte man sie verstehen und anwenden. Es soll vermieden werden, dass unsere LeserInnen sich einen leichten, unechten Vorteil gegenüber sehr sozialen BewerberInnen schaffen. Es soll kein einfacher Weg geschaffen werden, wie man, unter Vortäuschung falscher Überzeugungen, die maximale Punkteanzahl erreichen kann. Dies würde gegen den Grundgedanken des Auswahlverfahrens verstoßen und auch gegen unsere Auffassung von Fairness.

Im Untertest zum „Emotionen Erkennens" spielt die soziale Erwünschtheit nur bedingt eine Rolle. Die Problematik bei der

Vorbereitung ergibt sich aufgrund der sehr heterogenen Theoriebasis, auf dem derartige Aufgaben gründen. Seit Anbeginn ihrer Existenz beschäftigt sich die Psychologie mit der Erforschung und Beschreibung von Emotionen, Gefühlen, Affekten und Grundstimmungen. Alle diese Begriffe wurden und werden auch heute noch in unzähligen wissenschaftlichen Publikationen synonym verwendetet. Dieser Umstand macht es schwierig einen einheitlichen Erklärungs- bzw. Diskussionsansatz bei der wissenschaftlichen Auseinandersetzung mit „Emotionen" zu finden. So gibt es für die Bestimmung des Begriffes „Emotion" vielfältigste Ansätze unterschiedlicher AutorInnen. Eine präzise wissenschaftliche Definition und eine einheitliche Übereinstimmung über deren exakte Bedeutung gibt es bis dato nicht. Das Identifizieren der Theorien und der wissenschaftlichen Grundlagen, welche die TestentwicklerInnen herangezogen haben um den Testteil des „Emotionen Erkennens" zu kreieren, gleicht der sprichwörtlichen Suche der Nadel im Heuhaufen. Natürlich scheint es offensichtlich logisch keine Vorbereitung auf Aufgaben anbieten zu können, welche zuvor in derartiger Form im MedAT noch keine Anwendung gefunden haben. Trotzdem gab es zum „Emotionen Erkennen" im Testjahr 2017 bereits Anleitungen, Tipps und Strategien diverser Anbieter. Unter anderem wurde ein sehr spezifisches Antwortschema vermittelt (Stichwort: „2 aus 5"), welches sich im MedAT nicht nur als falsch erwies, sondern in Kombination mit dem von den Universitäten verwendeten Bewertungssystem verheerende Folgen für die Punkteleistungen der BewerberInnen hatte. Heute fast ein Jahr danach und mit zahlreichen Erfahrungswerten des letzten MedAT ist es natürlich einfach, derartige vorschnelle Vorbereitungsansätze als töricht, naiv und sogar gefährlich abzustempeln. Diese „Einfachheit" erkaufen wir uns mit dem Verzicht Kurse, Unterlagen und Vorbereitungen auf Testteile zur

Verfügung zu stellen, für die keine bzw. nur sehr eingeschränkte Informationen verfügbar sind. Denn manchmal, wie uns die Erfahrung gezeigt hat, ist keine Vorbereitung, besser als eine falsche Vorbereitung. In diesem Buch werden wir es deshalb vermeiden, Tatsachen oder Fakten zu postulieren, die aus dem uns zur Verfügung stehenden Informationsmaterial nicht schlüssig hervorgehen.

Was dieses Buch ebenso nicht ist, ist eine vollständige, detailumfassende Zusammenfassung der wissenschaftlichen Literatur zum Themengebiet der sozialen Kompetenzen. Bereits seit Jahrtausenden beschäftigen sich Denker, Gelehrte und WissenschaftlerInnen mit Emotionen, sozialen Entscheidungen und Moral. Allein die Publikationen seit den 1960er Jahren würden ausreichen, um mehreren Bänden von Büchern einen Inhalt zu bieten. Wir konzentrieren uns auf die für Auswahlverfahren relevanten Bereiche und legen unseren Fokus auf deren Anwendung im MedAT. Wir ermuntern und ermutigen unsere LeserInnen jedoch, sich weiter über Emotions- und Moraltheorien und deren empirische Befundlage zu informieren, und legen mit Literaturempfehlungen und einem Referenzverzeichnis die Basis für eigene kritische Nachforschungen.

1.2 Was ist dieses Buch?

Was Sie nun in den Händen halten, ist die Konsequenz vieler Anfragen von BewerberInnen der letzten Testjahre, die von ihren Ergebnissen im sozialen Entscheiden enttäuscht waren und teilweise ihre guten Leistungen aus den BMS oder den kognitiven Fähigkeiten hier nicht fortführen konnten. Das Buch soll vor allem eine Hilfestellung für all jene sein, die

Schwierigkeiten mit dem Verständnis der Aufgabenanforderung hatten und vielleicht noch immer haben.

Wie man sich in etwa für den BMS durch das Erarbeiten der Stichwortlisten oder für den Gedächtnisteil der kognitiven Aufgaben durch das Aneignen und Verstehen unterschiedlicher Mnemotechniken vorbereiten kann, sollte man sich auch in den sozialen Kompetenzen verbessern können. Der Gedanke, dass dies nicht möglich ist und dass das die eigene Empathie und das moralische bzw. soziale Urteil, die Basis des menschlichen Zusammenlebens, rigide und unveränderbar ist, wäre wohl eine sehr deprimierende Vorstellung. Wir sind überzeugt, dass dies nicht der Fall ist und stellen hier einen Weg vor, wie man seine eigenen moralische Urteils- und Empathiefähigkeiten auf die Probe stellen und sich gleichzeitig gezielt auf diesen Untertest vorbereiten kann. Den Weg, allerdings, müssen Sie alleine gehen. Und dieser wird auch mit einigen Mühen, Aufwand und moralischen Stolpersteinen in Form von alternativen, konträren Ansichten verbunden sein. Denn eine aktive Auseinandersetzung mit unterschiedlichen Argumenten und Ansichten bildet die Grundlage jedweder Entwicklung und soll auch in diesem Buch, durch Übungen, Beispiele und Denkanstöße, gefördert werden.

Ähnlich wie es bei den kognitiven Fähigkeiten der Fall ist, ist eine Leistungsverbesserung bei den sozialen Kompetenzen aber auch durch Übung und Erfahrung mit der konkreten Aufgabenstellung begründet. Deshalb finden sich am Ende des Buches Testsimulationen, welche auf den offiziellen Beispielen der Medizinischen Universitäten, den Erfahrungen des Vorjahres und den wichtigsten psychologischen Modellen basieren.

2. Das Konzept des sozialen Entscheidens

Dieses Kapitel soll erläutern, wie die praktische Aufgabenstellung und das dabei verwendete Antwortsystem funktioniert und soll einen ersten, basalen Überblick über die Anforderungen und die Kriterien geben. Auch wenn die Aufgabenstruktur und die beiden Übungsbeispiele des virtuellen medizinischen Campus bereits bekannt sein sollten, wird empfohlen, dieses Basiskapitel nicht zu überspringen. Es dient als Grundstein für alle folgenden Theorieerläuterungen und Übungsbeispiele.

2.1 Die Aufgabenstellung

Das Prinzip und auch der Aufbau der Aufgaben ähneln denen von moralischen Dilemmata (siehe dazu auch Kapitel 3). Es wird eine soziale Alltags- und/oder Berufssituation beschrieben, bei denen eine Person eine Entscheidung treffen muss. Ziel ist es sich in diese Situation und in diese Person hineinzuversetzen. Es werden danach insgesamt fünf Überlegungen zu der Entscheidungsfindung präsentiert. Die Aufgabe besteht nun darin, diese fünf Überlegungen der Wichtigkeit nach zu reihen. Beginnend mit der wichtigsten Überlegung (Rang 1) bis hin zur am wenigsten wichtigen Überlegung (Rang 5).

Im MedAT 2018 werden 10 solcher Aufgaben innerhalb von 15 Minuten zu bearbeiten sein. Insgesamt werden im sozialen Entscheiden 10 Punkte erreichbar sein, welche 5% der Gesamttestbewertung beeinflussen.

Das folgende Beispiel soll die Aufgabenstruktur veranschaulichen:

„Markus befindet sich in der Warteschlange eines Kaufhauses. Er bemerkt vor ihm eine ältere Frau mit Pelzmantel und mit einer sehr teuer wirkenden Handtasche. Als sie sich zur Kassiererin umdreht um ihre Rechnung zu bezahlen, fällt der Dame versehentlich eine 100 Euro-Banknote aus der Brieftasche. Markus ist hin- und hergerissen, was er tun soll. Wie wichtig sollten Ihrer Meinung nach die folgenden Überlegungen sein, die Markus bei seiner Entscheidung anstellt?"

Die Überlegungen dazu:

a.) Würde es einen empfindlichen Verlust für die Dame bedeuten, wenn ich ihr das Geld wegnehme?
b.) Wäre es nicht ein Verstoß gegen das Gesetz, wenn ich das Geld nehme?
c.) Wie würden meine Freunde an meiner Stelle handeln?
d.) Was könnte ich mir alles um die 100 Euro leisten?
e.) Was passiert, wenn ich erwischt werde?

Die Aufgabe ist es nun anhand unten abgebildeter Antwortbox den Überlegungen unterschiedliche Gewichtungen zuzuweisen. Unter Verwendung dieses Systems soll die wichtigste Überlegung den Rang 1 erhalten, während die am wenigsten wichtigste Überlegung den Rang 5 zugewiesen bekommen soll. Würde man zum Beispiel Überlegung a.) als am relevantesten einschätzen, müsste man die Zelle markieren, die sich aus der Spalte 1 und der Zeile a.) ergibt. Das Endergebnis muss eine eindeutige Reihung sein, bei der alle Überlegungen einen eigenen Rang zugewiesen bekommen haben. Es ist nicht vorgesehen, dass zwei Überlegungen denselben Rang bzw. dieselbe Wichtigkeit einnehmen können.

10

2.2 Die Anforderung der Aufgabe

Wie man rasch erkennen kann, handelt es sich bei dem Beispiel um eine einfach gestrickte Situation. Es ist leicht, sich in die Hauptperson hineinzuversetzen. Erste Hürde für das Verständnis der Aufgabenstellung ist jedoch die Aufgabenanforderung selbst. Es geht nicht darum zu entscheiden, was Markus/man tun soll(te). Die Entscheidungsalternativen werden zwar implizit vorgegeben: entweder Markus nimmt das Geld selbst oder er gibt es zurück. Beide stehen jedoch hierbei nicht zur Debatte und die Entscheidung zwischen ihnen ist aufgrund der Antwortmodalitäten auch nicht möglich. D.h. es geht nicht darum, die Entscheidung selbst, sondern die Prinzipien, welche hinter den zur Verfügung stehenden Überlegungen stehen, zu beurteilen. Dies ist insofern von Bedeutung, da die Aufgaben auch so konzipiert werden können, dass die wichtigsten Überlegungen nicht zwangsweise sozial erwünscht sein müssen.

Die zur Verfügung stehenden Überlegungen lassen folgende Implikationen und Rückschlüsse auf die Absichten der Hauptperson zu:

Überlegung a.) ———▶ Rang 1

Würde es einen empfindlichen Verlust für die Dame bedeuten, wenn ich ihr das Geld wegnehme?

Markus berücksichtigt bei seiner Entscheidung auch die negativen Konsequenzen, die sein Handeln für die ältere Dame haben könnten. Würde sie traurig, zornig oder enttäuscht sein, wenn sie den Verlust bemerken würde? Könnte es sein, dass sie sich durch den Verlust selbst Vorwürfe machen würde?

Eventuell verfügt sie, dem Anschein zum Trotz, nur über geringe finanzielle Mittel und das Fehlen von 100 Euro würde einen beträchtlichen Einschnitt in ihr Budget darstellen.

Überlegung b.) ———▶ Rang 2

Wäre es nicht ein Verstoß gegen das Gesetz, wenn ich das Geld nehme?

Markus bezieht die allgemein gültigen Gesetze und Normen in seine Überlegungen mit ein. Er hat akzeptiert und anerkannt, dass ein übergeordnetes Regel- und Ordnungssystem existiert, welches ihm das Behalten des Geldes verbietet. Er selbst denkt aber nicht an die Gründe, warum das Gesetz solche Taten verbietet. Der Gedanke an mögliche Konsequenzen für die alte Dame fehlt hierbei.

Überlegung c.) ———▶ Rang 3

Wie würden meine Freunde an meiner Stelle handeln?

Markus überlegt, wie seine Freunde, die in dem Sinne als Bezugspersonen fungieren, in seiner Lage handeln würden. In Situationen, in denen man unsicher ist, herrscht oftmals die Tendenz zur Erhaltung von Sozialbeziehungen. Markus sucht sich damit Hilfe und Unterstützung bei (wichtigen) Bezugspersonen und versucht zu antizipieren, ob er auch mit ihren Einstellungen und Überzeugungen konform gehen würde.

Überlegung d.) ———▶ Rang 4

Was könnte ich mir alles um die 100 Euro leisten?

Markus stellt seine eigenen Interessen in den Vordergrund und überlegt, welchen Gewinn er durch die Handlung haben würde. Was könnte er sich dadurch leisten? Wie hoch wäre sein Nutzen? Das sind Überlegungen, die reines Eigeninteresse signalisieren.

Überlegung e.) ———▶ Rang 5

Was passiert, wenn ich erwischt werde?

Markus versucht sich vorzustellen, wie groß sein eigener Nachteil wäre, sollte er erwischt werden. Würde man ihn bestrafen? Würde er ins Gefängnis kommen? Er akzeptiert, dass eine Autorität, in dem Fall das Gesetz, in der Lage ist, ihn für seine Taten zu bestrafen. Diese Überlegung gilt deshalb vor allem der Vermeidung von Strafe.

2.3 Das Antwortsystem und seine Tücken

Das Antwortsystem im sozialen Entscheiden repräsentiert sich testuntypisch als 5x5-Matrix. In den Zeilen sind hierbei die einzelnen Überlegungsalternativen abgebildet, während die Reihung über die Spalten erfolgt. Würden Sie zum Beispiel die Überlegung a.) als wichtigste Überlegung ansehen, müssten Sie das Kästchen markieren, welches sich aus der Zeile „a.)“ und der Spalte „1“ ergibt (siehe die unten folgende Beispielabbildung 1). Die Überlegungen dürfen jeweils nur einem Rang zugeordnet werden. Doppelreihungen sind nicht erlaubt.

Überlegungen	Reihung						Überlegungen	Reihung				
	1.	2.	3.	4.	5.			1.	2.	3.	4.	5.
a.)							a.)	X				
b.)							b.)		X			
c.)							c.)			X		
d.)							d.)				X	
e.)							e.)					X

Abbildung 1. Die Reihung im Antwortsystem

Eine der Ursachen für enttäuschende Testergebnisse im sozialen Entscheiden 2015 war mit Sicherheit das Auswertesystem, welches hier zum Einsatz gekommen war. So gab es lediglich dann Punkte, wenn die Rangreihung einer Überlegung mit der jeweiligen Rangreihung der Musterlösung übereinstimmte. Dies führte dazu, dass ein Verwechslungsfehler zu einem Verlust von zwei Punkten führte. Bei zwei Verwechslungsfehlern würde man somit nur einen Punkt von fünf möglichen Punkten erhalten.

Da das soziale Entscheiden den Sinn hat, Antwortmuster und Entscheidungstendenzen der BewerberInnen zu erfassen, wirkt sich dieser Umstand dementsprechend gravierender aus. So würde auf der einen Seite jemand, der die Überlegungen immer nach demselben Schema reiht, zwar ein sehr gutes Ergebnis erzielen, wenn seine Vorgehensweise zutreffend ist, auf der anderen Seite könnte dies, bei einem falschen Antwortmuster, auch zu sehr schlechten Ergebnissen führen (siehe Abbildung 2).

	markiert	richtig	Punkte
Aufgabe System 2015	ABCDE	BACED	1 von 5
Detail A	1	2	0
Detail B	2	1	0
Detail C	3	3	1
Detail D	4	5	0
Detail E	5	4	0

	markiert	richtig	Punkte
Aufgabe System ab 2017	ABCDE	BACED	0,80 von 1
Detail A	1	2	0,15
Detail B	2	1	0,15
Detail C	3	3	0,20
Detail D	4	5	0,15
Detail E	5	4	0,15

Abbildung 2. Die Auswertesysteme anhand von Beispielen

Aufgrund dieser Kritik haben sich die Universitäten 2016 auf ein Auswerteverfahren geeinigt, welche die Distanz der konkreten Reihung zur Musterreihung als Bewertungsbasis heranzieht. Somit sind Teilpunkte und damit differenziertere Testergebnisse möglich.

Wie bringt man aber nun die Überlegungen in die richtige Reihenfolge? Was wird als optimale Lösung angesehen und warum? Welche Theorie steckt hinter der Aufgabenstellung? Das sind die Fragen, mit der sich der folgende Theorieteil beschäftigt. Kehren Sie nach der Theorie zu diesem Beispiel zurück und versuchen Sie, praktisch und konkret die Rangzuteilung nachzuvollziehen.

3. Die theoretischen Hintergründe der Moral

Weder im Jahr 2015 noch im Jahr 2016 wurden, trotz zahlreicher Forderungen, Informationen bezüglich der Theorien veröffentlicht, auf denen die Aufgaben zum sozialen Entscheiden basieren. Dies führte natürlich in weiterer Folge zu Kritik und zahlreichen Diskussionen, da im Gegensatz zu den bekannten Systemen aus den kognitiven Aufgaben der Lösungsweg der Beispiele nicht hergeleitet werden konnte. Es fehlt die theoretische Basis, die Grundlage der Gewichtung der einzelnen Überlegungen. Aber natürlich haben sich die TestentwicklerInnen nicht willkürlich Aufgaben und Rangreihen selbst ausgedacht. Auch sie folgten und folgen den anerkannten Theorien der Moralentwicklung und der Sozialisation. Dieses Kapitel hat das Ziel, die einflussreichsten dieser Theorien vorzustellen und damit den Grundstein für deren Anwendung auf die konkreten Aufgaben im MedAT zu legen.

3.1 Soziale Normen

Zahlreiche unterschiedliche Definitionen von Moral und unterschiedliche Menschenbilder erschweren es, den Begriff als solchen eingeschränkt zu beschreiben. Ein Aspekt, der sich, der Uneinigkeit zum Trotz, bei nahezu allen Definitionen wiederfinden lässt, ist die geregelte Auffassung vom Sollen und Nichtsollen menschlichen Handelns – sogenannte soziale Normen. Menschliches Zusammenleben ist durch vielerlei Arten von Normen geregelt, welche unterschiedlichste Formen annehmen können. Gesetze, Verbote, Regeln, Gepflogenheiten, Verantwortlichkeiten gegenüber anderen Personen,

Sitten und Gebräuche aber auch religiöse Richtlinien können das Verhalten und das Miteinander von Menschen beeinflussen. Oft haben Normen einen wichtigen, für die Kultur bzw. die Primärgruppe zweckmäßigen Hintergrund, der ein Zusammenleben von Menschen mit unterschiedlichen Persönlichkeiten, Interessen und Ansichten fördert oder gar erst möglich macht. Anderseits können Normen aber auch zweckmäßig für die Stabilisierung und Autoritätserhaltung innerhalb von sozialen Systemen verwendet werden. Nur wenige Normen sind absolut kulturunspezifisch und können unverändert den Wandel der Umwelt und der Gesellschaft überstehen. So ist beispielsweise Monogamie in der westlichen Welt weit verbreitet, während in vielen anderen Teilen der Welt mehrere zumeist Partnerinnen von der Gesellschaft akzeptiert werden. Ob derartige Normen aber auch wirklich eingehalten werden, hängt von den Überzeugungen, der Motivation und auch den Fähigkeiten jeder Einzelperson ab.

3.2 Die Entwicklung der Moral

Wann werden nun aber Normen angewandt? Wie ist es möglich, dass sich unterschiedliche moralische Überlegungen und sogar der Norm entsprechende Prinzipien voneinander abgrenzen lassen? Schwierige Fragen, welche sowohl in der Psychologie als auch in der Philosophie auseinandergehende Theorieansätze hervorgebracht hat. Insbesondere die Forschungen zur Moralentwicklung von Jean Piaget (1932-1983) und Lawrence Kohlberg (1927-1987) prägen das heutige Verständnis über die Entwicklung der Moral von egozentrischen Ansichten bis hin zu einem rational moralischen Individuum, welches nach ethischen Prinzipen handelt. Piagets Theorie der Moralentwicklung und Kohlbergs Stufenmodell der Moral gelten als einflussreichste Ansätze in diesem Themengebiet und stellen, nach wie vor, die Grundlage vieler weiterführender Forschungsbemühungen dar. Insbesondere bilden diese beiden Theorien aber auch die Basis zahlreicher Testverfahren zur moralischen Urteilsfindung und sollen im Folgenden näher erläutert werden.

3.2.1 Piagets Theorie der Moralentwicklung

Piaget erforschte die Entwicklung moralischer Ansichten von Kindern und Jugendlichen (für einen Überblick siehe Piaget 1948). Er fragte beispielsweise gezielt nach dem Ursprung und der Änderbarkeit von anerkannten Regeln, nach der gerechten Verteilung von Gütern und Pflichten und der Gerechtigkeit unterschiedlicher Strafen für ein und dasselbe Vergehen. So empfanden zwölfjährige Kinder es als ungerecht, wenn ihre Mutter ihnen noch zusätzlich die Haushaltsarbeiten der Geschwister auftrug, während nahezu alle sechsjährigen Kinder noch keinen Protest bei der Mutter einlegten. Die Moralvorstellungen der Kinder schienen von ihrem Alter abzuhängen. Dieser Unterschied basierte allerdings nicht auf einem fehlenden Verständnis für Gleichbehandlung. In einem anderen Versuchsaufbau wurde beim Ballspielen immer wieder dasselbe Kind geschickt, um den Ball zurückzuholen, wenn er zu weit weg rollte. Diesmal kam die Aufforderung allerdings nicht von einem Elternteil, sondern von den gleichaltrigen Mitspielern. Im Gegensatz zum vorherigen Versuch empfanden auch die Sechsjährigen dieses Verhalten als ungerecht. Den Unterschied machte diesmal die Autorität der Person aus, welche den Auftrag erteilte. Diese Schlüsselversuche und die Aussagen der Kinder („Ich müsste mit einer Strafe rechnen") waren es, die Piaget zur Annahme einer stufenweisen Entwicklung der Moral inspirierten. Zahlreiche darauffolgende empirische Forschungsbemühungen konnten seine Ergebnisse replizieren und noch weiter ausbauen. So unterschied er letztendlich drei aufeinander aufbauende Phasen: die vormoralische Stufe, das Stadium der heteronomen Moral und das Stadium der autonomen Moral.

Stufe	Beschreibung	Typische Überlegungen
Vormoralische Ebene (Stufe 1)	Es fehlen gemeinsame Regeln, Normen, Verpflichtungen und Moralverständnis. Egozentrismus herrscht vor.	Werde ich bestraft, wenn ich das tue?
Heteronome Moral (Stufe 2)	Was andere Personen gutheißen, ist erlaubt. Regeln von Autoritäten gelten als unantastbar und unveränderbar.	Gibt es Regeln, die mein Handeln reglementieren?
Autonome Moral (Stufe 3)	Verständnis für den Grund von Regeln. Regeln sollen einen Zweck (das Zusammenleben fördern) erfüllen und sind nicht rigide sondern anpassbar.	Welche Auswirkung hat mein Handeln auf meine Umgebung? Was sind die praktischen Konsequenzen?

Abbildung 3. Das Modell der Moralentwicklung nach Piaget

Piaget postulierte, dass diese Stufenabfolge zwar unveränderbar ist, deren Entwicklung allerdings stark beeinflusst ist von den Umwelteinflüssen und von der vorherrschenden Kultur. Jeder Mensch muss vor Erreichen der autonomen Moralvorstellung die beiden vorherigen Stufen durchleben. Diese Erkenntnis lässt somit eine Bewertung von unterschiedlichen Handlungsabsichten zu.

Bezugnehmend auf die Situation von Markus aus dem Beispiel von Kapitel 1 kann man somit sagen, dass Gedanken wie „Was passiert, wenn ich erwischt werde?" dem vormoralischen Stadium zugesprochen werden können. Hier dominiert vor allem die Vermeidung eigener Nachteile bzw. das Suchen nach Vorteilen. Hervorzuheben ist die Unterscheidung der beiden letzten Moralstadien. Während man in dem heteronomen Moralstadium noch von unveränderbaren Regeln und absoluten Standpunkten (Pflicht als Gehorsam gegenüber Autoritäten) ausgeht, ist das Verständnis im autonomen Moralstadium reflektierter bezüglich der Sinnhaftigkeit der Regeln (Pflicht gegenüber Prinzipien). So wäre die primäre Überlegung von Markus im heteronomen Stadium „Man stiehlt nicht, weil es verboten ist", hingegen im autonomen Stadium: „Man stiehlt nicht, weil das dem Vertrauen der Menschen untereinander schaden würde". Obwohl die eigentliche Handlung (die Unterlassung des Diebstahls) dieselbe ist, kann aufgrund der Theorie der Moralentwicklung von Piaget eine Bewertung der Handlungsüberlegungen erfolgen.

3.2.2 Kohlbergs Stufenmodell der Moral

Lawrence Kohlbergs Forschungen beschäftigen sich mit der Entwicklung von Begründungen normativer Urteile (Kohlberg 1969; Kohlberg 1971; Kohlberg 1976a; Kohlberg 1976b; Kohlberg et al. 2008). Themengebiete seiner Arbeit waren vor allem die Richtlinien und die Ursachen der Entscheidungsfindung von Kindern und Jugendlichen (ein Überblick findet sich im Lehrbuch von Trautner 1997). Die Befragung zu sogenannten moralischen Dilemmata stellte die Methode dar, welche ihn letztendlich zu dem Schluss kommen ließ, dass es unterschiedliche, unveränderbare Stufen der moralischen Entwicklung geben muss. Dilemmata sind in der Moralforschung oft eingesetzte Situationsbeschreibungen, bei denen mehrere moralische Normen in Konflikt miteinander stehen. Das wohl berühmteste Dilemma ist das sogenannte Heinz-Dilemma.

„Das Heinz-Dilemma"

Die Frau von Heinz litt an einer schweren Krankheit, für die es nur ein einziges Heilmittel gab. Dieses wurde von einem Apotheker entdeckt, welcher es jedoch nur für ein Vermögen verkaufen wollte. Der Preis war tatsächlich so hoch, dass niemand mit normalem Einkommen es sich je hätte leisten können. Trotzdem gab Heinz nicht auf und bat Verwandte, Freunde und Bekannte ihm zu helfen und ihm das Geld zu borgen. Er konnte somit etwa die Hälfte des Geldes aufbringen und ging in das Geschäft des Apothekers. Dort erklärte er diesem die Situation seiner Frau und dass sie ohne das Medikament wohl bald sterben würde. Er versprach ihm, die andere Hälfte des Verkaufspreises so bald als möglich zu erstatten. Der Apotheker allerdings blieb unbeeindruckt und weigerte sich, Heinz das Medikament um den halben Preis zu verkaufen. Heinz liebte seine Frau sehr und beschloss, in die Apotheke einzubrechen und das Medikament für seine Frau zu stehlen.

Die Fragen die sich aus dem Dilemma ergeben und die Kohlberg seinen VersuchsteilnehmerInnen stellte, sind:

- Hat Heinz das Medikament stehlen dürfen? Wenn ja, warum?
- Ist es schlimmer, jemanden sterben zu lassen oder etwas zu stehlen? Warum ist es schlimmer?

- Hätte Heinz auch einen triftigen Grund für den Diebstahl gehabt, wenn er seine Frau nicht geliebt hätte?
- Würde es einen Unterschied machen, wenn er es für einen Fremden stiehlt? Wenn ja, warum?
- Hätte es einen Unterschied gemacht, wenn er das Medikament für seinen Hund benötigt hätte?
- Wie sollte ein Richter über den Diebstahl von Heinz urteilen? Sollte er freigesprochen werden?

Übungsaufgabe

Versuchen Sie die Fragen zum „Heinz Dilemma" für sich selbst zu beantworten. Nehmen Sie sich etwas Zeit und denken Sie in Ruhe darüber nach, wie Sie die Situation sehen und bewerten. Die wichtigsten Fragen sind hierbei natürlich die nach dem „Warum?". Bitte überlegen Sie aber auch, wie Sie zu Ihren Entscheidungsbegründungen gekommen sind. Wurden Ihnen Ihre Moralvorstellungen in dieser spezifischen Frage von Ihren Eltern vermittelt? Von Ihren FreundInnen? Was ist die Grundlage Ihrer Moralvorstellungen?

Wie man gut am Beispiel von Heinz erkennen kann, erfordern Dilemmata vom Leser bzw. der Leserin reflektiertes Denken, Perspektivenübernahme und schlussendlich auch die Entscheidung für eine Norm oder ein Prinzip. Vor allem waren es die Begründungen für das Vorziehen der einzelnen Entscheidungen, die Kohlberg interessierten und auf Basis derer er sein Stufenmodell der Moral entwickelte. Seiner Theorie nach stellen die einzelnen Moralstufen Unterschiede in der Qualität des

Denkens dar und bilden eine invariante, unumkehrbare Entwicklungssequenz. Sie können nicht durch Sozialisierungsprozesse verändert oder komplett aufgehalten werden und vorherrschende stufentypische Gedanken generalisieren sich auf alle Kontexte und Situationen. Im Verlauf etlicher Forschungsbemühungen konnten Zusammenhänge mit dem Lebensalter festgestellt werden: je älter die Menschen waren, desto höher war die Wahrscheinlichkeit, dass eine der hohen Moralstufen erreicht werden konnte.

Mittlerweile konnten seine Annahmen vielfach empirisch bestätigt werden, obgleich sein ursprüngliches Modell viele Abänderungen erfuhr, welche zumeist von Kohlberg selbst ausgingen. Er unterschied, ebenso wie Piaget, drei Ebenen der moralischen Entwicklung, welche er jedoch jeweils in zwei weitere Stufen unterteilte: die präkonventionelle Ebene (Stufen 1 und 2), die konventionelle Ebene (Stufen 3 und 4) und die postkonventionelle Ebene (Stufe 5 und 6). Diese Stufen beschreiben einzigartige moralische Orientierungsmuster, sind einzeln voneinander abgrenzbar und stellen qualitativ unterschiedliche moralische Entwicklungsniveaus dar. Deshalb wird aufgrund der Beschaffenheit des Antwortsystems in der Aufgabengruppe zum sozialen Entscheiden in weiterer Folge das Stufenmodell von Kohlberg für die Bearbeitung der Übungsbeispiele herangezogen. Die inhaltliche Gültigkeit des Modells von Piaget bleibt jedoch nach wie vor erhalten und dessen Verständnis soll als Grundlage für die erweiterte Nuancierung der Stufen im Kohlbergmodell dienen.

Nachfolgend finden sich eine Abbildung und die Beschreibung des einflussreichen und prägnanten sechsstufigen Moralmodells nach Kohlberg.

Das Stufenmodell der Moral nach Lawrence Kohlberg

Ebene	Stufe	Beschreibung
Präkonventionelle Ebene	**Autorität und Strafe (Stufe 1)**	Orientierung an der Vermeidung von Strafe und Nachteilen sowie der Gehorsam gegenüber Autoritäten. Die „Mächtigen" bestimmen, was richtig und falsch ist.
	Naiver Egoismus (Stufe 2)	Zweckorientierung des eigenen Handelns. Anerkennung der Interessen anderer nur im Austausch mit eigenem Vorteil.
Konventionelle Ebene	**Soziale Orientierung (Stufe 3)**	Orientierung an der Erwartungshaltung von anderen Personen (Bezugspersonen, peers und andere Personen in derselben Situation). Konformität mit anderen Meinungen
	Regel- und Pflichtbewusstsein (Stufe 4)	Orientierung an allgemein gültigen Gesetzen, Regeln und Normen zum Zwecke der Erhaltung des Systems.
Postkonventionelle Ebene	**Verständnis eines Gesellschaftsvertrages (Stufe 5)**	Das System und dessen Gesetze sind nicht unwandelbar. Im Vordergrund stehen die eigenen, persönlichen Wertvorstellungen.
	Gewissens- und Prinzipienorientierung (Stufe 6)	Allgemein gültige ethische Prinzipien.

Die **erste Stufe** begründet Entscheidungen durch androhende Strafen und mächtige Autoritäten. Ob eine Handlung richtig oder falsch ist, hängt ausschließlich von ihren Konsequenzen für die handelnde Person und nicht von deren Auswirkungen auf soziale Beziehungen ab. Vermeidung von Strafe und Gehorsam gegenüber Macht und Autoritäten sind das vorherrschende Prinzip, welches passiv (ich gehorche den Autoritäten) oder aber auch aktiv (Ich bin die Autorität. Andere sollten mir gehorchen) gelebt werden können. „Das Recht des Stärkeren" wird in diesem Sinne wortwörtlich verinnerlicht. Beispiel: „Heinz darf nicht stehlen. Er muss das Medikament kaufen. Würde er von der Polizei gefangen, wäre niemandem geholfen."

In **Stufe zwei** stehen eigene Interessen im Vordergrund. Dabei könnte es sich zum Beispiel um Geldgewinne, aber auch direkte oder indirekte Vorteile in Situationen handeln. Fairness, Gegenseitigkeit, Sinn für gerechte Verteilung sind zwar vorhanden, werden aber stets pragmatisch auf einen Austausch von Gefälligkeiten („eine Hand wäscht die andere") oder aggressiven Handlungen („Auge um Auge, Zahn um Zahn") reduziert. So kann es vorkommen, dass auf Bedürfnisse von anderen eingegangen wird, wenn dadurch ein eigener Vorteil entsteht. In diesem Zusammenhang könnte auch die Aufhebung von Sanktionen bzw. eigenen Nachteilen als Vorteil der Handlung interpretiert werden. Beispiel: „Heinz sollte das Medikament stehlen, um seine Frau zu retten. Es ist zwar ein Verbrechen, er hätte aber nach wie vor seine Frau."

In der **dritten Stufe** herrscht die Tendenz zur Erhaltung von Sozialbeziehungen. Es ist wichtig, was andere denken bzw. dass das eigene Handeln konform ist mit der allgemeinen Meinung. Hierbei spricht man oft von der „good-boy" bzw. der „good-girl"-Mentalität. Man ist sich seiner Rollenbedeutung bewusst und versucht sich gegenüber den Erwartungen konform zu verhalten. Richtiges Verhalten ist Verhalten, welches anderen gefällt, ihnen hilft und von ihnen anerkannt und auch gelobt wird. Vor allem in unsicheren, nicht eindeutigen Situationen herrscht oft die Tendenz dazu, sich an den Ansichten von anderen Personen zu orientieren. Dies passiert nicht nur um sich weitere Informationen zu verschaffen, sondern vor allem weil man nicht will, dass man gegen die Erwartungen der Allgemeinheit oder spezifischer Primärgruppen handelt. „Würden die Freunde von Heinz von ihm erwarten, dass er das Medikament stiehlt? Was würden die Eltern seiner Frau dazu sagen, wenn er sie sterben lässt?"

Stufe vier erweitert die soziale Orientierung auf übergreifende Systeme wie Staaten oder Religionsgemeinschaften. Autorität, festgelegte Regeln und Aufrechterhaltung der sozialen Ordnung bilden den Orientierungsrahmen. Die Erhaltung des Systems und der im System geltenden Gesetze und Regeln sind oberste Priorität. Pflichtbewusstsein und Gehorsam gegenüber sozialen Systemen, Institutionen oder bestimmten Gruppen sind Markenzeichen dieser Entwicklungsphase. Es herrscht ein Verständnis dafür, dass allgemein gültige Reglementierungen notwendig sind, um trotz unterschiedlicher Überzeugungen, Weltanschauungen und Meinungen ein Zusammenleben zu ermöglichen. Im Einzelfall werden diese Normen und Regeln jedoch nicht hinterfragt, sondern man hält sich aus purem Glauben und Überzeugung daran (nicht zu verwechseln mit den Prinzipien aus Stufe 1, welche ausschließlich auf die Antizipation von Bestrafung ausgelegt sind). Beispiel: „Würde es gegen das Gesetz verstoßen, wenn Heinz das Medikament stiehlt?"

Die **fünfte Stufe** erreichen laut Kohlberg nur wenige Menschen. Hier werden die Gesetze und Regeln des Systems nicht als unanfechtbar und allmächtig angesehen. Man ist reflektiert im Umgang mit Konflikten zwischen den anerkannten Normen eines gesellschaftlichen Systems und individuellen Wertvorstellungen. Ebenso verlangt diese Stufe, im Gegensatz zu Stufe 4, eine konkrete Berücksichtigung der möglichen Konsequenzen der Handlung und distanziert sich von einer unreflektierten Einhaltung normativer Regeln. Utilitaristische Überlegungen werden auch als Anzeichen und Marker dieser Moralstufe gesehen. So wäre die Maximierung des wirtschaftlichen Gewinns eines Geschäftsmannes dann als Überlegung der fünften Stufe zu werten, wenn das Geld allen Mitarbeitern und Mitarbeiterinnen des Betriebes zugutekommt und dies auch vordergründig die Absicht des bzw. der UnternehmerIn ist. Beispiel: „Heinz ist sich der Gesetzlage bewusst. Er stiehlt aber trotzdem das Medikament, weil er seine Frau nicht leiden und sterben lassen will." (Anm.: Im Gegensatz zur zweiten Stufe geht es Heinz diesmal nicht um seinen eigenen Vorteil, sondern um das Wohlbefinden und das Schicksal seiner Frau.).

Es gibt nur wenige empirische Hinweise auf die tatsächliche Existenz der **sechsten Stufe** von Kohlbergs Stufenmodell. Tatsächlich orientiert sich diese Ebene an universellen, die gesamte Menschheit umfassenden ethischen Prinzipien. So legt man auf dieser Stufe nicht allzu viel Wert auf inhaltliche Normen und Regeln, sondern legt Verfahrensprinzipen fest, welche bei jeder einzelnen Situation zur bestmöglichen Entscheidung führen sollen. Solche Prinzipien können unter anderem sein:

- Das Recht auf Mitsprache aller von der Entscheidung Beteiligten und Betroffenen
- Objektivität und Unparteilichkeit in der Informationsbeschaffung

- Verhältnismäßigkeit der Konsequenzen und der dazu eingesetzten Mittel
- Möglichkeit der Entscheidungsänderung beim Auftauchen neuer Informationen

Taten und Aussagen von berühmten historischen Personen wie Albert Schweitzer, Mahatma Gandhi oder Martin Luther King werden mit dem Erreichen der letzten Stufe in Verbindung gebracht. In der Literatur oft auch als Beispiel genannt wird hierbei der berühmte kategorische Imperativ von Immanuel Kant: „Handle so, dass die Maxime deines Willens jederzeit zugleich als Prinzip einer allgemeinen Gesetzgebung gelten könne." (Kritik der praktischen Vernunft, § 7).

Übungsaufgabe

Versuchen Sie andere moralische Dilemmata zu finden. Denken Sie dabei an den Alltag, aktuelle politische Sachlagen oder eigene private Situationen. Machen Sie sich Gedanken dazu, welche Überlegungen in diesen Dilemmata eine Rolle spielen könnten. Versuchen Sie sich in die Standpunkte aller beteiligten Personen hineinzuversetzen und weisen Sie diese Überlegungen den Stufen aus Kohlbergs Modell zu.

3.3 Die Grenzen der Stufenmodelle

Vor allem die Kulturabhängigkeit des moralischen und sozialen Urteils wird als Gegenargument für die Gültigkeit der Stufenmodelle der Moral verwendet. So konnte in vielen asiatischen Stammeskulturen kein autonomes Moralniveau (vergleichbar mit den Stufen 5 und 6 des Kohlberg-Modells) festgestellt werden. Als Grund dafür werden die grundsätzlichen Unterschiede zwischen westlichen, individualistischen Kulturen und östlichen, kollektivistische Kulturen angesehen. Während in unserer stark westlich geprägten Kultur individuelle Menschen- und Freiheitsrechte besonders wichtig sind, stehen in vielen asiatischen Kulturen Pflichtgefühl und Verantwortung gegenüber der Gesellschaft im Vordergrund. Diese gegensätzlichen Wertvorstellengen führen dementsprechend zur Unangemessenheit der westlich geprägten Moraltheorien im asiatischen Raum.

Auch stellen Rollenerwartungen einen Moderator für die Anwendung aber auch für die Entwicklung moralischer Normen dar. Subsysteme, wie die eigene Familie, Berufsgruppen, Freundeskreise, politische Parteien oder Sportvereine, können unterschiedliche normative Regeln schaffen, welche unterschiedlichen moralischen Entwicklungsstufen entsprechen. Alle Menschen leben in einer oder mehreren dieser Subsysteme und übernehmen die darin vorherrschenden Denk- und Bewertungsschemata, welche wiederum mitbestimmen, was als moralisch „gut" oder „schlecht" bewertet wird. So stehen beispielsweise in der Geschäftswelt oft das Streben nach Gewinn und die Verfolgung von Eigeninteressen (Stufe 2) an erster Stelle, während in der Familie Fürsorge, Solidarität und Vertrauen (Stufe 3) erwartet wird. Mitglieder des Exekutivapparates eines Staates, wie Polizisten oder Richter, haben im Durchschnitt eine höhere Meinung von anerkannten Regeln und Gesetzen (Stufe 4). Die Mitgliedschaft in den einzelnen Subgruppen beeinflusst somit die gesamtmoralische Entwicklung und bestimmt letztendlich das moralische Selbst (siehe dazu Beck 2004).

Wie gesellschaftsabhängig moralische Entwicklung wahrgenommen werden kann, lässt sich anhand einer Theorie zur Abgrenzung männlicher von weiblicher Moral sehen. Carol Gilligan (eine frühere Mitarbeiterin Kohlbergs) unterschied männliche, abstrakte und situationsabhängige Moral von typisch weiblicher Moral mit Orientierung an Fürsorge, Mitleid, Liebe und Verantwortung. Empirische Bestätigung fanden ihre Thesen allerdings kaum (Gilligan & Attanucci 1988). Nur wenige Unterschiede konnten anhand dieser Einteilung festgestellt werden.

Moral und tatsächliches Handeln müssen auch nicht zwangsweise zusammenhängen. Manchmal, und dafür gibt es in der jüngsten Zeit leider genügend Beispiele, sind gerade diejenigen, die sich öffentlich am vehementesten für moralische Prinzipien einsetzen, diejenigen, die sich selbst am wenigsten daran halten. Das alleinige Wissen über Normen garantiert nicht deren Anerkennung. Allerdings konnte Kohlberg selbst zeigen, dass die Urteilsfähigkeit auf einer hohen moralischen Stufe (ab Stufe 5 des Kohlberg-Modells) mit besserem moralischen Handeln einhergeht. Zum Beispiel folgten nur wenige Personen, welche sich auf den letzten Stufen des Moralmodells befanden, im berühmt-berüchtigten Milgram Folter- und Gehorsamkeitsexperiment den Anweisungen der Autoritäten (siehe dazu Milgram 1963; Kohlberg 1976).

4. Die Anwendung der Stufentheorien im sozialen Entscheiden

Die qualitative Abgrenzung unterschiedlicher moralischer Entwicklungsphasen erlaubt tatsächlich eine Rangreihung konkreter Überlegungen, wenn sie, den vorgestellten Theorien entsprechend, einer der jeweiligen Stufen zugeordnet werden können. Die Zuordnung von Handlungs- oder Urteilsüberlegungen zu den einzelnen Stufen gestaltet sich aufgrund mehrerer Faktoren allerdings nicht immer einfach. Es erfordert ein tieferes Verständnis für die Abgrenzungskriterien zwischen den einzelnen Stufen um auch komplex formulierte Überlegungen eindeutig zuweisen zu können. Manchmal wird dies leicht und ohne Einschränkungen möglich sein, ein anderes Mal sich aufgrund von vielen unterschiedlichen Interpretationsmöglichkeiten schwierig gestalten. Vor allem wenn der Interpretationsspielraum es zulässt, dass man den einzelnen Alternativen zwei verschiedene Stufen zuordnen könnte, sollte man sich sicher sein, welche Kernaussage hinter den Überlegungen steckt. Die nachfolgenden Beispiele sollen veranschaulichen, wie die vorgestellten Theorien zur Moralentwicklung auf das Aufgabengebiet des sozialen Entscheidens im MedAT angewandt werden können.

4.1 Angewandtes Übungsbeispiel A

Sie sind Arzt und behandeln eine schwerkranke Patientin mit einem akuten Nierenleiden. Sie sind sich sicher, dass sie ohne eine rasche Transplantation die nächsten Monate nicht überleben wird. In einer Nebenfunktion sind Sie zudem noch Vor-

31

sitzender einer privaten Stiftung, die potentielle Spenderorgane vermittelt. Sie wären, wenn Sie ein paar Freundschaftsdienste einfordern würden, dazu in der Lage, die schwerkranke Frau auf der Transplantationsliste vorrangig zu reihen. Ihnen gehen, während Sie darüber nachdenken, folgende Überlegungen durch den Kopf. Welche sind nun Ihrer Meinung nach am wichtigsten?

Die Überlegungen dazu:

a.) Ich wurde vom Vorstand und von den Mitgliedern der Stiftung demokratisch gewählt. Ich muss sie doch nach bestem Wissen und Gewissen vertreten und sollte mich nicht in die Transplantationsreihung einmischen.

b.) Was würde passieren, wenn mich andere Mitglieder erwischen, wenn ich die Transplantationsliste manipuliere?

c.) Wie würde sich mein Stellvertreter in dieser Situation verhalten?

d.) Aber was würde mit jenen PatientInnen passieren, die auf der Transplantationsliste eigentlich vor meiner Patientin stehen…? Würde ich nicht ein Leben mit einem anderen „erkaufen"?

e.) Könnte ich meine todkranke Patientin wirklich retten und damit mein Ansehen als Arzt steigern?

Bevor wir unten die Auflösung präsentieren, versuchen Sie sich selbst in die Situation hineinzuversetzen. Versuchen Sie den Kern der einzelnen Überlegungen zu erfassen und sie mit

Hilfe des Stufenmodells nach Kohlberg den moralischen Entwicklungsstufen zuzuordnen. Überlegen Sie zum Schluss auch, warum und aufgrund welcher Formulierung Sie die spezifische Überlegung der jeweiligen Stufe zugeordnet haben.

Auflösung Übungsbeispiel A:

Überlegung a.) ⟶ Stufe 4 (Regel- und Pflichtbewusstsein)
⟶ Rang 2

„Ich wurde vom Vorstand und von den Mitgliedern der Stiftung demokratisch gewählt. Ich muss sie doch nach bestem Wissen und Gewissen vertreten und sollte mich nicht in die Transplantationsreihung einmischen."

Sie stellen ihre Funktion als Vorsitzender und Ihre Pflicht dementsprechend zu handeln in den Vordergrund. Für Sie ist die Erhaltung des Organisationssystems wichtig und Sie wollen sie durch ihr Handeln nicht gefährden.

Überlegung b.) ⟶ Stufe1 (Autorität und Strafe)
⟶ Rang 5

„Was würde passieren, wenn mich andere Mitglieder erwischen, wenn ich die Transplantationsliste manipuliere?"

Sie fürchten sich davor, von anderen Mitgliedern dabei ertappt zu werden. Die Antizipation vor etwaigen Sanktionen ist Kern dieser Überlegung und soll abschätzen, wie hoch die Wahrscheinlichkeit ist, dass Ihnen ein Nachteil durch diese Handlung entsteht.

Überlegung c.) ────▶ Stufe 3 (sozialer Vergleich)────▶ Rang 3

„Wie würde sich mein Stellvertreter in dieser Situation verhalten?"

In dieser für Sie unsicheren Situation suchen Sie Halt und Rat bei anderen Personen. Sie versuchen abzuschätzen, wie sich Ihr direkter Stellvertreter in derselben Lage verhalten würde. Dies hat nicht nur Informationsgewinn zum Ziel, sondern in erster Linie wollen Sie nicht gegen die Meinung und Ansichten Ihres Stellvertreters handeln.

Überlegung d.) ────▶ Stufe 5 (Verständnis eines Gesellschaftsvertrages) ────▶ Rang 1

„Aber was würde mit jenen PatientInnen passieren, die auf der Transplantationsliste eigentlich vor meiner Patientin stehen…? Würde ich nicht ein Leben mit einem anderen „erkaufen"?"

Sie machen sich die Konsequenzen Ihrer Handlung auf alle betroffenen Personen bewusst. Sie würden mit dem Vorziehen Ihrer Patientin höchstwahrscheinlich das Leben einer, ja vielleicht sogar mehrerer andere Patienten gefährden. Eine Transplantationsliste soll so gut, fair und gerecht als irgendwie möglich begrenzte Ressourcen in einer Notsituation verwalten. Sie haben dies verstanden und sehen es als unfairen Vorteil Ihrer Patientin an, wenn Sie sie vorrangig reihen würden.

Überlegung e.) ────▶ Stufe 2 (naiver Egoismus) ────▶ Rang 4

„Könnte ich meine todkranke Patientin wirklich retten und damit mein Ansehen als Arzt steigern?"

Bei dieser Überlegung geht es Ihnen ausschließlich um Ihren eigenen Gewinn, in dem Fall Ihre Reputation als Arzt. Das Schicksal der Frau, ob sie überlebt oder nicht, ist hierbei nur sekundär.

Aus den Angaben des Beispiels, der aus der Theorie abgeleiteten Zuteilung und Rangreihung der einzelnen Überlegungen ergibt sich folgendes Lösungsmuster:

Übungs-beispiel A		Reihung				
		1.	2.	3.	4.	5.
Überlegungen	a.)		X			
	b.)					X
	c.)			X		
	d.)	X				
	e.)				X	

Problemanalyse Übungsaufgabe A:

Vielleicht werden Sie auf die eine oder andere Formulierung gestoßen sein, die Unsicherheit bezüglich der Zuordnung bei Ihnen ausgelöst hat. Dies ist in diesem Beispiel zum Teil auch so gewollt. Im Folgenden soll auf spezifische Interpretations- und Deutungsfehler hingewiesen werden. Dazu sehen wir uns die einzelnen Überlegungen und potentiell möglichen Stolpersteine darin noch mal etwas genauer an:

Überlegung a.)

„Ich wurde vom Vorstand und von den Mitgliedern der Stiftung demokratisch gewählt. Ich muss sie doch nach bestem Wissen und Gewissen vertreten und sollte mich nicht in die Transplantationsreihung einmischen."

„Ich wurde ... demokratisch gewählt." - Das Verfahrensprinzip der demokratischen Mehrheitswahl ist tatsächlich, per definitionem, sogar der sechsten und höchsten Stufe des Kohlberg-Modells zuzuordnen. Allerdings ist dieses Prinzip nicht der Grund für die Überlegung, sondern die Pflicht, die daraus entsteht, die Aufgaben des Vorsitzenden bestmöglich auszuüben. Die Handlungsüberlegung ist deshalb der vierten Stufe zuzuordnen.

Überlegung b.)

„Was würde passieren, wenn mich andere Mitglieder erwischen, wenn ich die Transplantationsliste manipuliere?"

„Was würde passieren, wenn mich andere Mitglieder erwischen,..." - Dieser Teil des Satzes lässt unter Umständen Implikationen in Richtung eines sozialen Vergleiches zu: „Was würden die anderen Mitglieder denken, wenn jemand die Liste manipuliert?". Allerdings steht in der gesamten Überlegung die Angst vor Strafe im Vordergrund. Es wird überlegt mit welchen Konsequenzen zu rechnen ist, wenn mich andere Mitglieder erwischen.

Überlegung d.)

„Aber was würde mit jenen PatientInnen passieren, die auf der Transplantationsliste eigentlich vor meiner Patientin stehen...? Würde ich nicht ein Leben mit einem anderen „erkaufen"?"

Diese Aussage steht im Zeichen der Sorge um andere Personen, wenn man die Liste tatsächlich manipuliert. Obwohl sie mit „Würde ich nicht ein Leben mit einem anderen „erkaufen"?" von einer negativen Konsequenz handelt, ist sie doch eindeutig der Stufe 5 und nicht der Stufe 1 (Strafvermeidung – Vermeidung negativer Konsequenzen) zuzuordnen. Stufe 1 würde nur dann zutreffen wenn es eigene negative Konsequenzen sind, die erwartet werden können. Dies ist hier nicht der Fall, auch wenn man sich überlegen könnte, was passieren würde, wenn herausgefunden wird, dass ein/e vorrangig gereihte/r PatientIn stirbt und die Manipulation der Liste Ihrer Person nachgewiesen werden kann.

Überlegung e.)

„Könnte ich meine todkranke Patientin wirklich retten und damit mein Ansehen als Arzt steigern?"

„Könnte ich meine todkranke Patientin wirklich retten..." Obwohl das Wort „retten" natürlich Sorge um das mögliche Schicksal der Frau impliziert, deutet der Rest des Satzes doch eindeutig auf eine egoistische Überlegung hin. Der Sinn hierbei ist sich seinen eigenen Vorteil auszumalen, sollte die „Rettung" der Frau gelingen.

4.2 Angewandtes Übungsbeispiel B

Herr Huber ist seit einigen Monaten Lehrer für Mathematik an einem staatlichen Gymnasium. Unter anderem unterrichtet er auch in der Klasse 10b, die dafür bekannt ist, permanent den Unterricht zu stören, LehrerInnen zu beleidigen und den Klassenraum in regelmäßigen Abständen zu verunstalten. Es existiert anscheinend ein stillschweigendes Abkommen unter dem Lehrpersonal, dass der 10b deshalb unverhältnismäßig schwierige Prüfungen und Schularbeiten in den einzelnen Pflichtfächern vorgegeben werden. Herr Huber ist neu und unsicher, wie er sich in der jetzigen Situation verhalten soll. Welche der folgenden Überlegungen von Herrn Huber sind Ihrer Meinung nach am wichtigsten?

a.) Könnte die Direktorin der Schule mich für ein derartiges Verhalten suspendieren?

b.) Könnte ich mir durch das Vorgeben schwerer Prüfungen den Respekt und die Anerkennung meiner ArbeitskollegInnen sichern?

c.) Würde ich die 10b durch meine schwereren Prüfungen motivieren können und so ihre zukünftige schulische Laufbahn fördern?

d.) Bin ich aufgrund meines Dienstvertrages nicht verpflichtet, alle SchülerInnen gleich zu behandeln?

e.) Was wohl meine ehemalige Uniprofessorin von so einer Sache halten würde...?

Auflösung Übungsbeispiel B:

Überlegung a.) ⟶ Stufe 1 (Autorität und Strafe) ⟶ Rang 5

„Könnte die Direktorin der Schule mich für ein derartiges Verhalten suspendieren?"

Herr Huber versucht die Wahrscheinlichkeit abzuschätzen, mit der er von seiner Vorgesetzten für so eine Tat bestraft werden könnte.

Überlegung b.) ⟶ Stufe 2 (naiver Egoismus) ⟶ Rang 4

„Könnte ich mir durch das Vorgeben schwerer Prüfungen den Respekt und die Anerkennung meiner ArbeitskollegInnen sichern?"

Herr Huber überlegt sich, welchen Vorteil es für ihn mit sich bringen würde, wenn er der 10b schwere Prüfungen vorgibt.

Überlegung c.) ⟶ Stufe 5 (Verständnis eines Gesellschaftsvertrags) ⟶ Rang 1

„Würde ich die 10b durch meine schwereren Prüfungen motivieren können und so ihre zukünftige schulische Laufbahn fördern?"

Diese Überlegung berücksichtigt die mögliche Konsequenz, dass Herr Huber mit seinen anspruchsvolleren Prüfungen die SchülerInnen der 10b tatsächlich stärker fördern könnte. Er versucht diese mögliche Auswirkung seines Handelns auf die schulische Laufbahn seiner Schützlinge miteinzubeziehen.

Überlegung d.) ⟶ Stufe 4 (Regel- und Pflichtbewusstsein) ⟶ Rang 2

„Bin ich aufgrund meines Dienstvertrages nicht verpflichtet, alle SchülerInnen gleich zu behandeln?"

Herr Huber erinnert sich an seinen Lehrauftrag und überlegt, ob er aufgrund der Reglementierungen seines Dienstverhältnisses nicht dazu verpflichtet ist, derartige Ungerechtigkeiten zu unterlassen. Wiederrum überlegt er hier nicht, welche Konsequenzen schwere Prüfungen für seine SchülerInnen haben könnten. Es geht allein darum, seine Pflicht zu erfüllen und die ihm auferlegten Regeln einzuhalten.

Überlegung e.) ⟶ Stufe 3 (sozialer Vergleich) ⟶ Rang 3

„Was wohl meine ehemalige Uniprofessorin von so einer Sache halten würde…?

Der Kern dieser Überlegung ist die Orientierung an den interpersonellen Erwartungen einer Bezugsperson, in diesem speziellen Fall der ehemaligen Professorin von Herrn Huber. Er versucht abzuschätzen, ob sie ein derartiges Verhalten gutheißen würde.

Aus den Angaben des Beispiels, der aus der Theorie abgeleiteten Zuteilung und Rangreihung der einzelnen Überlegungen ergibt sich folgendes Lösungsmuster:

Übungs-beispiel B		Reihung				
		1.	2.	3.	4.	5.
Überlegungen	a.)					X
	b.)				X	
	c.)	X				
	d.)		X			
	e.)			X		

Problemanalyse Übungsaufgabe B:

In der Analyse von Übungsbeispiel A wurde vor allem auf Interpretationsmöglichkeiten von diversen Formulierungen eingegangen. Bei diesem zweiten Beispiel liegt nun das Hauptaugenmerk auf indirekten Implikationen und logischen Schlüssen, die in diesem Fall zu Unsicherheiten führen könnten.

Überlegung b.)

„Könnte ich mir dadurch den Respekt und die Anerkennung meiner ArbeitskollegInnen sichern?"

Voraussetzung hierbei ist natürlich, dass Herr Huber den Respekt und die Anerkennung seiner KollegInnen anstrebt und dies deshalb als Vorteil gewertet werden kann. Als Vorteil könnte auch gewertet werden, wenn ein Nachteil aufgehoben wird (im Sinne einer negativen Verstärkung der klassischen Konditionierung).

Überlegung c.)

„Würde ich die 10b durch meine extraschweren Prüfungen motivieren können und so ihre zukünftige schulische Laufbahn fördern?"

Tatsächlich kann Herr Huber hier der unfairen Behandlung der 10b eine positive Seite abgewinnen. Wie bereits in Kapitel 1 beschrieben, geht es nicht darum zu entscheiden, ob Herr Huber der 10b schwerere Prüfungen vorgibt oder nicht. Die Aufgabe ist die einzelnen Überlegungen in eine relative Reihung zu bringen. Es gibt natürlich in diesem Fall theoretisch noch alternative moralisch hochstufige Überlegungen, die vielleicht auch sozial erwünschter wären und eine andere Entscheidung favorisieren. Zur Auswahl stehen diese allerdings nicht. Beschränken Sie sich auf die möglichen Überlegungen und versuchen Sie nicht, sich auf etwaige Gedankenexperimente über mögliche Eventualitäten einzulassen.

Überlegung d.)

„Bin ich aufgrund meines Dienstvertrages nicht verpflichtet, alle SchülerInnen gleich zu behandeln?"

Der Dienstvertrag des Lehrers wird hier als übergeordnetes Regelwerk des Systems angesehen. Es gibt viele unterschiedliche Formen, die Richtlinien anerkannter gesellschaftlicher Normen annehmen können. So könnte eine Ehe auch als Vertrag angesehen werden, in der beide Partner Rechte und Pflichten haben.

42

4.3 Das Dilemma der sozialen Erwünschtheit

Unter dem Begriff der sozialen Erwünschtheit versteht man die Tendenz seine eigenen Überzeugungen, Gedanken und Meinungen zu Gunsten von sozial anerkannten „gewünschten" Normen und Ansichten zu verstellen. Im Grunde genommen beschreibt dieses Phänomen einen alltäglichen Prozess, welcher auch dazu genutzt wird, sich besser an soziale Systeme, Primärgruppen wie Schulklassen, Familien oder generell an die Gesellschaft anzupassen. Problematisch wird es allerdings, wenn unwahre, sozial erwünschte Antworten im Rahmen von Eignungstests oder Auswahlverfahren auftreten.

Volker Stocké fasst dieses Dilemma und einige Determinanten davon treffend zusammen:

„Die Abgabe sozial erwünschter Antworten kann die Gültigkeit der Testergebnisse ernsthaft gefährden. Dies trifft speziell für normativ geprägte Themen zu." (Stocké, 2004)

So stelle man sich vor, dass zum Beispiel äußerst aggressiven oder labilen Personen der Zugang zu Schusswaffen gewährt werden könnte, wenn sie bei dementsprechenden eignungspsychologischen Untersuchungen sozial erwünschte statt ehrliche Antworten geben würden. Die allseits bekannte Floskel „Es gibt hierbei keine richtigen oder falschen Antworten" vermag es nur selten Ehrlichkeit und Aufrichtigkeit bei derartigen Testverfahren hervorzurufen. Natürlich gibt es, auf den Kontext bezogen, „richtige" und „falsche" Antworten im Sinne von Antworten, welche mich eher an mein Ziel bringen (in diesem Beispiel der Waffenschein) als andere. Auch beim MedAT wird es Rangreihungen der Überlegungen geben, für die man mehr oder weniger Punkte erhält.

Um Antwortverzerrung im Rahmen der sozialen Erwünschtheit einzugrenzen, gibt es in der Testkonstruktion unterschiedliche Ansatzmöglichkeiten. So ist auch in der offiziellen Aufgabenbeschreibung zum sozialen Entscheiden ein eindeutiger Hinweis auf derartige Mechanismen zu finden:

„Allerdings müssen die wichtigsten Überlegungen nicht zwangsweise auch sozial erwünscht sein. Es geht vielmehr um das Prinzip bei den Überlegungen." (Quelle: virtueller medizinischer Campus, Stand: 06.05.2016)

Selbstverständlich kann man an dieser Stelle nur Mutmaßungen bezüglich der exakten Methodik anstellen, welche hier zum Einsatz kommen soll. Denkbar wäre hier, dass mehrere Überlegungen aus ein und derselben Moralstufe zur Auswahl stehen könnten und man diese dann nach weiterführenden Überlegungen reiht. Ein anderer Weg wäre, dass, wie im Übungsbeispiel B schon teilweise angedeutet wurde, hochstufige Überlegungen zu sozial eher unerwünschten Entscheidungen formuliert werden. Besonders das Konzept des Utilitarismus bietet hier Nährboden für vielseitige Möglichkeiten. Ein sehr einprägsames Beispiel des Testverfahrens aus dem Jahr 2015, bei dem das Mobben eines Mitschülers mit der Überlegung „Könnte ihn mein Verhalten für seinen weiteren Lebensweg gegen derartige Mobbingattacken abhärten" gerechtfertigt wurde, erscheint mit Verständnis der Stufenmodelle der Moral nicht mehr vollständig abwegig.

Wie jedoch bereits erwähnt, ist weder die theoretische Basis des sozialen Entscheidens aus dem Jahr 2015 noch aus dem aktuellen Jahr 2016 offiziell bekannt gegeben worden. Unserer Ansicht nach wird und darf das auch nicht geschehen, da ansonsten die Gefahr bestünde, dass die Aufgabenmechanik analysiert und umgangen wird.

5. Übungsaufgaben zum sozialen Entscheiden

Ziel dieses Kapitels soll es sein, dass die im Theorieteil vermittelten Inhalte praktisch angewandt und geübt werden können. Nachfolgend findet sich eine Reihe von Übungsaufgaben zum sozialen Entscheiden.

Versuchen Sie die einzelnen Überlegungen mit den einzelnen Stufen des Moralmodells nach Kohlberg in Verbindung zu bringen. Überlegen Sie auch genau, welche der Formulierungen für Sie ausschlaggebend für Ihre Zuteilung waren. Um die Situation anwendungsrealistischer zu gestalten, wird Ihnen das Antwortsystem vorgegeben, welches auch beim MedAT zum Einsatz kommen wird. Die dazugehörigen Musterlösungen finden sich im Anhang dieses Buches. Da in diesem Kapitel Verständnis und Erfahrung mit unterschiedlichen Aufgabenarten und Überlegungen aufgebaut werden soll, arbeiten Sie mit Ruhe und ohne Zeitdruck.

Denkanstoß

Thema Euthanasie: Versuchen Sie sich vorzustellen, dass Sie Arzt an einer renommierten Klinik sind. Sie behandeln eine 90-jährige Patientin, die nach einem Schlaganfall künstlich ernährt werden muss und nicht mehr in der Lage ist, zu sprechen. Sie erkennen aufgrund ihrer Messwerte, dass sie dennoch Schmerzen hat und sehen tagtäglich das Leid und die Trauer ihrer Familie. Erinnern Sie sich an den Eid, den Sie geschworen haben und versuchen Sie mögliche Überlegungen, die Ihnen dabei durch den Kopf gehen, zu analysieren.

Übungsaufgabe 1

Als Monika aus der Trafik kommt, sieht sie, wie einem Mann, der ihr gerade entgegenkommt, ein Zettel aus der Tasche rutscht. Als sie ihn aufhebt, bemerkt sie, dass es ein Lottoschein mit vier richtigen Zahlen der aktuellen Woche ist. Monika ist unsicher, wie sie reagieren soll. Wie relevant sollten Ihrer Meinung nach die folgenden Überlegungen sein, die Monika bei ihrer Entscheidung angestellt haben könnte?

Überlegungen:

a) Würde jemand dahinter kommen, dass der Zettel nicht mir gehört?

b) Wäre ich nicht eigentlich dazu verpflichtet, den Zettel dem Eigentümer zurückzugeben?

c) Wie würde mein Mann an meiner Stelle entscheiden?

d) Würde ich damit alle meine Schulden begleichen können?

e) Würde der Mann das Geld vielleicht dingender benötigen als ich?

		Reihung				
		1.	2.	3.	4.	5.
Überlegungen	a.)					
	b.)					
	c.)					
	d.)					
	e.)					

Übungsaufgabe 2

Ein Wilderer der eine Familie zu ernähren hat, bricht dafür in ein Naturschutzreservat ein. Vor ihm steht der letzte weiße Tiger, der noch in freier Wildbahn lebt. Wenn er diesen Tiger jetzt erschießt, könnte er seine Familie mehr als ein Jahr lang versorgen. Er ist unsicher, wie er reagieren soll. Wie relevant sollten Ihrer Meinung nach die folgenden Überlegungen, die er bei seiner Entscheidung angestellt haben könnte, sein?

Überlegungen:

a) Würde ich meiner Familie nicht großes Leid zufügen, wenn ich den Tiger nicht erschieße?

b) Würde ich mir durch den Verkauf des Fells eine größere Wohnung leisten können?

c) Wie würde meine Familie entscheiden, wenn sie die Wahl hätte?

d) Liegt es denn nicht in meiner Verantwortung als Familienoberhaupt, den Tiger zu erschießen, um meine Familie zu ernähren?

e) Würde ich ins Gefängnis kommen, wenn ich von einem Ranger erwischt werde?

		Reihung				
		1.	2.	3.	4.	5.
Überlegungen	a.)					
	b.)					
	c.)					
	d.)					
	e.)					

Übungsaufgabe 3

Tom, Elena und Jakob sind am Abend nach dem Sternsingen auf dem Weg zur Kirche, um das gesammelte Geld abzugeben. Auf der Straße begegnet ihnen eine alte Dame, die noch spenden möchte, das Geld aber nicht in den Behälter wirft, sondern Jakob in die Hand drückt. Die drei Freunde sind unsicher, wie sie reagieren sollen. Wie relevant sollten Ihrer Meinung nach die folgenden Überlegungen sein?

Überlegungen:

a) Würden wir mit dem Geld ein neues, cooles Spielzeug kaufen können?

b) Würde der Pfarrer dahinter kommen, dass wir das Geld behalten haben?

c) Was würden unsere Eltern sagen?

d) Würde der Kirche dadurch ein Schaden entstehen, wenn wir das Geld behalten?

e) Müssten wir nicht christliche Werte vertreten und das Geld ebenfalls für Bedürftige spenden?

		Reihung				
		1.	2.	3.	4.	5.
Überlegungen	a.)					
	b.)					
	c.)					
	d.)					
	e.)					

Greenpeace Aktivisten sind unterwegs, um ein großes Fischerboot zu zerstören, um die Überfischung der Meere einzudämmen. Als sie auf dem Weg am Hafen zufällig den Fischer treffen, dem dieses Boot gehört, kommen sie ins Gespräch und erfahren, dass dieser kaum mehr Geld hat und dringend einen großen Fang am nächsten Tag benötigt. Eine Reparatur an seinem Boot könnte er sich nicht leisten und würde damit in Armut enden. Die Aktivisten sind unsicher, wie sie reagieren sollen. Wie relevant sollten Ihrer Meinung nach die folgenden Überlegungen sein?

Überlegungen:

a) Würden wir die Aktion nicht dringend für Medienpräsenz benötigen?

b) Würde der Fischer dahinter kommen, dass wir das waren?

c) Würde der Fischer Verständnis für unseren Standpunkt haben?

d) Würden wir durch unser Verhalten dem Fischer mehr schaden, als wir Nutzen bringen mit unserer Aktion?

e) Würde es nicht in unserer Verantwortung liegen, die Meeresbewohner zu schützen?

		Reihung				
		1.	2.	3.	4.	5.
Überlegungen	a.)					
	b.)					
	c.)					
	d.)					
	e.)					

Übungsaufgabe 5

Dr. Maier empfängt in seiner Ordination einen Patienten, der ihm gesteht, dass er nur simuliert, um am nächsten Tag nicht zum Personalgespräch mit seinem Chef zu müssen, da er Angst hat, gefeuert zu werden. Dr. Maier ist unsicher, wie er reagieren soll. Wie relevant sollten Ihrer Meinung nach die folgenden Überlegungen, die er bei seiner Entscheidung angestellt haben könnte, sein?

Überlegungen:

a) Würde jemand dahinter kommen und wäre meine Zulassung durch eine Krankschreibung gefährdet?

b) Wäre es nicht eine lukrative Einnahmequelle, vor allem Patienten krankzuschreiben, die ich nicht behandeln muss?

c) Würden meine KollegInnen den Patienten an meiner Stelle krankschreiben?

d) Wäre es nicht meine Pflicht, dies dem Arbeitgeber meines Patienten zu melden?

e) Würde der Firma des Patienten ein Schaden entstehen, wenn ich ihn für ein paar Tage krankschreibe?

		Reihung				
		1.	2.	3.	4.	5.
Überlegungen	a.)					
	b.)					
	c.)					
	d.)					
	e.)					

Frau Gruber erfährt von Ihrem Chef, dass sie heute die gesamte Arbeit allein bewältigen muss, da ihr Kollege für den heutigen Tag krankgeschrieben ist. Als sie in ihrer Pause jedoch in Facebook einen Post auf ihrer Pinnwand liest, wird ihr klar, dass ihr Kollege Peter gestern nur etwas zu wild gefeiert hat. Sie überlegt, wie sie nun reagieren soll. Wie relevant sollten Ihrer Meinung nach die folgenden Überlegungen, die sie bei ihrer Entscheidung angestellt haben könnte, sein?

Überlegungen:

a) Würde mein Kollege mich decken, wenn ich einen Tag blau mache?

b) Würde ich mich besser fühlen, wenn ich meinen Kollegen beim Chef bloßstelle?

c) Würde mein Kollege erfahren, dass ich ihn verpfiffen habe?

d) Muss ich meinem Chef die Wahrheit zu sagen?

e) Würde mein Kollege vielleicht gefeuert werden, wenn ich melde, dass er nicht wirklich krank ist?

		Reihung				
		1.	2.	3.	4.	5.
Überlegungen	a.)					
	b.)					
	c.)					
	d.)					
	e.)					

Übungsaufgabe 7

Wolfgang hat schon seit längerem ein Verhältnis mit seiner Sekretärin und bittet seinen besten Freund, ihm ein Alibi für seine Ehefrau zu verschaffen. Dieser ist nun unsicher, wie er reagieren soll. Wie relevant sollten Ihrer Meinung nach die folgenden Überlegungen, die er bei seiner Entscheidung angestellt haben könnte, sein?

Überlegungen:

a) Würde Wolfgangs Frau es mir übel nehmen, wenn sie erfährt, dass ich sie belogen habe?

b) Würde Wolfgang auch weiterhin mit mir befreundet bleiben, wenn ich ihm nicht helfe?

c) Würde Wolfgangs Frau sich von ihrem Mann scheiden lassen, wenn sie die Wahrheit wüsste?

D) Die Ehe ist ja auch ein Vertrag und bedeutet die Verpflichtung, die Wahrheit zu sagen. Sollte ich Wolfgang überzeugen, seine Untreue zu gestehen?

e) Würde Wolfgang auch dasselbe für mich tun?

		Reihung				
		1.	2.	3.	4.	5.
Überlegungen	a.)					
	b.)					
	c.)					
	d.)					
	e.)					

Übungsaufgabe 8

Flüchtlingskrise: Die EU will mehr Flüchtlinge in der Türkei unterbringen, weil zu viele Flüchtlinge das Sozialsystem überlasten würden. Die Türkei nimmt es aber mit den Menschenrechten nicht immer so genau. Das EU-Komitee ist nun unsicher, wie es entscheiden soll. Wie relevant sollten Ihrer Meinung nach die folgenden Überlegungen, die es bei ihrer Entscheidung angestellt haben könnte, sein?

Überlegungen:

a) Würde es den Flüchtlingen in der EU besser gehen als in der Türkei?

b) Würde die Türkei von der EU dafür andere Gefälligkeiten verlangen?

c) Wäre es mit der Menschenrechtskonvention vereinbar, die Flüchtlinge in der Türkei zu lassen?

d) Würden alle Mitgliedsstaaten die Idee gutheißen?

e) Würde es rechtliche Konsequenzen haben, die Flüchtlinge nicht aufzunehmen?

		Reihung				
		1.	2.	3.	4.	5.
Überlegungen	a.)					
	b.)					
	c.)					
	d.)					
	e.)					

Übungsaufgabe 9

John hat sich über das AMS für einen Job als Malermeister bewor-
ben und wäre bestens geeignet für diese Stelle. Die Vermittlungs-
dame hat allerdings dem Arbeitgeber noch nicht von einer Jugendstrafe im Gefängnis erzählt. Sie ist unsicher, wie sie entscheiden soll.
Wie relevant sollten Ihrer Meinung nach die folgenden Überlegungen, die sie bei ihrer Entscheidung angestellt haben könnte, sein?

Überlegungen:

a) Wie würde meine Kollegin handeln?

b) Würde John mir dankbar sein, wenn ich seine Jugendstrafe verschweige?

c) Würde es Konsequenzen für mich haben, wenn ich verschweige,
dass John eine Jugendstrafe im Gefängnis abgesessen hat?

d) Würde John den Job nicht bekommen, nur weil er im Gefängnis
war?

e) Wäre ich nicht verpflichtet, dem Arbeitgeber alles über Johns
Vergangenheit zu berichten?

		Reihung				
		1.	2.	3.	4.	5.
Überlegungen	a.)					
	b.)					
	c.)					
	d.)					
	e.)					

54

Übungsaufgabe 10

Frau Gruber steht bei der neu ausgebauten Bank in ihrem Dorf und möchte am Schalter Geld abheben. Der Bankangestellte gibt ihr versehentlich zu viel Bargeld heraus. Sie ist unsicher, wie sie entscheiden soll. Wie relevant sollten Ihrer Meinung nach die folgenden Überlegungen, die sie bei ihrer Entscheidung angestellt haben könnte, sein?

Überlegungen:

a) Würde der Mitarbeiter im Nachhinein bemerken, dass er mir zu viel Geld gegeben hat?

b) Wäre es nicht meine Pflicht, den Irrtum bekannt zu geben?

c) Würde ich mit dem Geld eine lang geplante Anschaffung endlich machen können?

d) Würden andere an meiner Stelle den Irrtum aufklären?

e) Würde der Bankangestellte am Ende des Tages Probleme bekommen, wenn das Wechselgeld in der Kassa nicht stimmt?

		Reihung				
		1.	2.	3.	4.	5.
Überlegungen	a.)					
	b.)					
	c.)					
	d.)					
	e.)					

Übungsaufgabe 11

Christiane hat auf Grund einer falschen Angabe in ihrem Lebenslauf die Chance, ihren Traumjob zu bekommen. Christiane ist unsicher, wie sie reagieren soll. Wie relevant sollten Ihrer Meinung nach die folgenden Überlegungen, die sie bei ihrer Entscheidung angestellt haben könnte, sein?

Überlegungen:

a) Was würden meine Eltern dazu sagen, dass ich gelogen und so meinen Job bekommen habe?

b) Wäre es die einzige Möglichkeit für mich, jemals an meinen Traumjob zu kommen?

c) Würde mein Chef bemerken, dass ich ihn angelogen habe?

d) Gehört es sich nicht eigentlich, meinem Chef immer die Wahrheit zu sagen?

e) Würde ich meinem Chef und den Unternehmen damit schaden, wenn ich den Job trotz der Lüge annehme?

		Reihung				
		1.	2.	3.	4.	5.
Überlegungen	a.)					
	b.)					
	c.)					
	d.)					
	e.)					

Übungsaufgabe 12

Tom soll für seinen Chef ein halbes Jahr ins Ausland gehen und die Firmenleitung einer Tochtergesellschaft übernehmen. Seine Frau und seine Kinder könnten allerdings nicht mitkommen und müssten in Österreich bleiben. Tom ist unsicher, wie er reagieren soll. Wie relevant sollten Ihrer Meinung nach die folgenden Überlegungen sein, die er bei seiner Entscheidung angestellt haben könnte?

Überlegungen:

a) Würde ich meiner Familie damit schaden, wenn ich sie so lange alleine lasse?

b) Was würden meine ArbeitskollegInnen bei so einem Angebot tun?

c) Wäre es die Gelegenheit für mich, gleich auch eine Beförderung zu bekommen?

d) Ist es nicht wichtiger, das Wohl meiner Familie an erste Stelle zu stellen?

e) Würde meine Familie es mir übel nehmen, wenn ich sie für ein halbes Jahr alleine lasse?

		Reihung				
		1.	2.	3.	4.	5.
Überlegungen	a.)					
	b.)					
	c.)					
	d.)					
	e.)					

Übungsaufgabe 13

Familie Huber steht vor der Entscheidung, die 85 jährige Oma ins Pflegeheim zu bringen oder sie weiterhin unter großem finanziellen Aufwand zu Hause zu pflegen, da sie sich schon seit längerer Zeit nicht mehr selbst versorgen kann. Oma möchte aber gerne im Kreis der Familie bleiben und nicht ins Pflegeheim ziehen. Familie Huber ist unsicher, wie sie reagieren soll. Wie relevant sollten Ihrer Meinung nach die folgenden Überlegungen, die sie bei ihrer Entscheidung angestellt haben könnte, sein?

Überlegungen:

a) Würde Oma uns bestrafen, indem sie uns aus dem Testament streicht, wenn wir sie ins Pflegeheim bringen?

b) Wäre der Alltag leichter für uns, wenn wir Oma ins Pflegeheim bringen?

c) Wie hätte Opa entschieden, wenn er noch leben würde?

d) Liegt es nicht in der Verantwortung der ganzen Familie, die Großeltern im Ruhestand zu versorgen?

e) Wäre es für Oma gesundheitlich besser, zu Hause gepflegt zu werden?

		Reihung				
		1.	2.	3.	4.	5.
Überlegungen	a.)					
	b.)					
	c.)					
	d.)					
	e.)					

Übungsaufgabe 14

Die Tierschutzorganisation PETA plant einige Hühner aus einer Legebatterie in Ungarn zu befreien. Allerdings ist diese Aktion sowohl illegal, als auch ein großer Verlust für die armen Bauern, die sehr wenig Geld mit ihren Hühnern verdienen. PETA überlegt bei einem letzten Meeting, wie sie vorgehen sollen. Wie relevant sollten Ihrer Meinung nach die folgenden Überlegungen, die sie bei ihrer Entscheidung angestellt haben könnte, sein?

Überlegungen:

a) Würde die Polizei uns verhaften, wenn wir bei der Befreiung der Hühner erwischt werden?

b) Wie würde die Tierschutzorganisation „Vier-Pfoten" handeln?

c) Würden wir Schlagzeilen in den lokalen und nationalen Nachrichten machen mit unserer Aktion und damit für unsere Organisation werben?

d) Profitieren wir durch diese Befreiungsaktion mehr als die von uns befreiten Tiere?

e) Ist es gesellschaftlich vertretbar, einzelnen Bauern zu schaden für das Wohl der Tiere?

		Reihung				
		1.	2.	3.	4.	5.
Überlegungen	a.)					
	b.)					
	c.)					
	d.)					
	e.)					

Übungsaufgabe 15

Der 13-jährige Familienschäferhund Rex muss eingeschläfert werden, da er schwer krank ist. Mama Doris und Papa Sigfried überlegen, ob sie den Kindern die Wahrheit sagen sollen oder ob sie eine
Geschichte erfinden. Sie sind unsicher, wie sie entscheiden sollen. Wie relevant sollten Ihrer Meinung nach die folgenden Überlegungen, die sie bei ihrer Entscheidung angestellt haben könnten,
sein?

Überlegungen:

a) Was wäre für die Kinder am besten?

b) Wäre es leichter für uns, eine Geschichte zu erfinden, als sich mit
dem Tod auseinanderzusetzen?

c) Sind wir als Eltern nicht verpflichtet, unsere Kinder auf den Ernst
des Lebens vorzubereiten?

d) Wie würden andere Familien dieses Problem lösen?

e) Würden die Kinder dahinter kommen, dass wir gelogen haben?

		Reihung				
		1.	2.	3.	4.	5.
Überlegungen	a.)					
	b.)					
	c.)					
	d.)					
	e.)					

Mandy hat im Zug ein neues IPhone gefunden, das ein Passagier vor ihr wohl vergessen hat. Ihr Handy ist nicht mehr das neueste und sie könnte gut ein neues gebrauchen, allerdings wäre das Diebstahl. Sie ist unsicher, wie sie reagieren soll. Wie relevant sollten Ihrer Meinung nach die folgenden Überlegungen, die sie bei ihrer Entscheidung angestellt haben könnte, sein?

Überlegungen:

a) Würden meine Freundinnen es nicht von mir erwarten, dass ich das neueste Handy habe?

b) Würde ich das IPhone dringender brauchen als irgendeine unbekannte Person?

c) Würde der Besitzer des IPhones mit einer App mit Suchfunktion dahinter kommen, dass ich sein Handy habe?

d) Ist es ein großer Verlust für die unbekannte Person, wenn ich ihr Handy behalte?

e) Müsste ich das Handy nicht eigentlich beim Fundamt oder der Polizei abgeben?

		Reihung				
		1.	2.	3.	4.	5.
Überlegungen	a.)					
	b.)					
	c.)					
	d.)					
	e.)					

Übungsaufgabe 17

Mutter Kathrin ist gerade einkaufen und schon spät dran, um die Kinder von der Schule abzuholen. Sie ist im Stress und fährt beim Ausparken das nebenstehende Auto an. Sie sieht, dass mehrere kleine Kratzer im fremden Auto sind und sie ist unsicher, wie sie reagieren soll. Wie relevant sollten Ihrer Meinung nach die folgenden Überlegungen, die sie bei ihrer Entscheidung angestellt haben könnte, sein?

Überlegungen:

a) Würden Passanten sie bei der Polizei anzeigen, wenn sie gesehen wurde?

b) Würde der/die AutofahrerIn des fremden Wagens sehr großen Ärger mit den Kratzern haben?

c) Ist man nicht verpflichtet, wenigstens eine Versicherungskarte unter den Scheibenwischer zu klemmen?

d) Fahren andere AutofahrerInnen bei so kleinen Unfällen nicht auch einfach weiter?

e) Könnte ich die Sache so aussehen lassen, dass der andere schuld war?

		Reihung				
		1.	2.	3.	4.	5.
Überlegungen	a.)					
	b.)					
	c.)					
	d.)					
	e.)					

62

Übungsaufgabe 18

Die kleine Suzanna hilft ihrer Oma beim Aufräumen der Wohnung. Auf einer Kommode fällt ihr eine Keksdose auf, in der sich sehr viel Kleingeld befindet. Als die Oma gerade nicht im Raum ist, überlegt sie, was sie tun soll. Wie relevant sollten Ihrer Meinung nach die folgenden Überlegungen, die sie bei ihrer Entscheidung angestellt haben könnte, sein?

Überlegungen:

a) Würde ich mir mit dem Kleingeld aus der Dose die neue „Wendy-Zeitschrift" kaufen können, die meine Mama mir nicht kauft?

b) Würde die Oma dahinter kommen, wenn ich etwas von dem Kleingeld aus der Dose nehme?

c) Würde ich der Oma damit schaden, wenn ein paar Euro in der Dose fehlen?

d) Eigentlich gehört es sich nicht, Geld von anderen Menschen zu nehmen, aber könnte ich nicht eine Ausnahme machen?

e) Wäre meine Oma sehr enttäuscht von mir, wenn ich das Geld nehme?

		Reihung				
		1.	2.	3.	4.	5.
Überlegungen	a.)					
	b.)					
	c.)					
	d.)					
	e.)					

Übungsaufgabe 19

Tante Marianne bestellt sehr gerne im Shopping-Channel. Gut, dass ihr Mann und sie eine Kreditkarte für Notfälle im Safe haben, denn gerade heute war wieder ein super innovativer Fensterreiniger im Set erhältlich, den sie unbedingt haben muss. Ihr Mann würde den Reiniger sicher nicht kaufen, wenn sie ihn fragen würde. Marianne ist unsicher, wie sie reagieren soll. Wie relevant sollten Ihrer Meinung nach die folgenden Überlegungen, die sie bei ihrer Entscheidung angestellt haben könnte, sein?

Überlegungen:

a) Würde meine Nachbarin diesen Fensterreiniger auch kaufen?

b) Würde mir der neue Fenstereiniger von Nutzen sein?

c) Müsste ich mir nicht vorher die Erlaubnis meines Mannes einholen, wenn ich die Kreditkarte für Notfälle benutzte?

d) Sollte ich eine solche Anschaffung als gute Ehefrau nicht vorher mit meinem Mann besprechen?

e) Ist es nicht ein Anzeichen für Probleme in der Beziehung, wenn ich mir überlege die Kreditkarte ohne Einverständnis meines Mannes zu benutzen?

		Reihung				
		1.	2.	3.	4.	5.
Überlegungen	a.)					
	b.)					
	c.)					
	d.)					
	e.)					

Die Schwestern Karen und Simone treten in Kürze das Erbe ihres wohlhabenden Stiefvaters an. Als Karen die Entrümpelung seines Hauses überwacht, fällt ihr ein Testament in die Hand. Darin steht geschrieben, dass ihre Schwester fast alles erben soll. Ihr Anteil hingegen wäre auf den Pflichtteil beschränkt. Das Testament scheint aber noch nicht von einem Notar beglaubigt zu sein und sie ist unsicher, wie sie reagieren soll. Wie relevant die folgenden Überlegungen von ihr sein?

Überlegungen:

a) Hätte mein Stiefvater es wirklich gewollt, dass ich weniger bekomme?

b) Würde ich meiner Schwester damit sehr schaden, wenn wir das Erbe gerecht aufteilen und nicht wie im Testament vorgesehen?

c) Würde meine Familie weiter mit mir Kontakt haben wollen, wenn sie erfahren würde, dass ich das echte Testament versteckt habe.

d) Darf ich es überhaupt vor meiner Familie geheim halten?

e) Könnte ich mit dem Erbe ein eigenes Haus für mich und meine Familie kaufen?

		Reihung				
		1.	2.	3.	4.	5.
Überlegungen	a.)					
	b.)					
	c.)					
	d.)					
	e.)					

6. Testsimulationen zum sozialen Entscheiden

Dieses Kapitel beinhaltet zwei vollständige Testsimulationen zum sozialen Entscheiden. Sie sollen als praktische Übungen für den Ablauf des Testverfahrens im MedAT gesehen werden.

Bitte beachten Sie, dass Sie innerhalb von 15 Minuten alle 10 Aufgaben einer Simulation bearbeitet haben müssen. Treffen Sie entsprechende Vorkehrungen, um dieses Zeitlimit zu simulieren. Versuchen Sie sich im Vorhinein nicht mit den Aufgaben der Testsimulationen zu beschäftigen. Achten Sie auf eine ruhige, störungsfreie Umgebung und schaffen Sie realitätsnahe Bedingungen.

6.1 Soziales Entscheiden - Testsimulation A

<u>Aufgabe A1</u>

Lukas ist Reporter bei einer auflagenstarken Tageszeitung. Im Rahmen seiner Recherchen findet er heraus, dass ein angesehener Politiker Verbindungen zum organisierten Verbrechen pflegt. Der Politiker ist allerdings auch für einen lang notwendigen politischen Umschwung verantwortlich und der Hoffnungsträger vieler Bürgerinnen und Bürger. Er ist die Ursache dafür, dass es im Land endlich wieder bergauf geht. Die Enthüllung seiner Verbindungen würde das Karriereende des Politikers bedeuten. Lukas ist sich nicht sicher wie er handeln soll. Wie relevant sollten Ihrer Meinung nach die folgenden Überlegungen, die er bei seiner Entscheidung angestellt haben könnte, sein?

Überlegungen:

a.) Müsste ich, durch diese Enthüllung über Mafiaverbindungen, mit Gefahr für mein Leben rechnen?

b.) Das Berufsbild des Reporters schreibt es mir vor, die Menschen mit Informationen zu versorgen. Ich dürfte mich doch von Gefahr nicht abschrecken lassen?

c.) Würde sich die Lage in meinem Land nicht generell verschlechtern, wenn ich die Geschichte veröffentliche?

d.) Die Story würde mir mit Sicherheit eine Beförderung einbringen, wenn nicht sogar eine Auszeichnung, oder?

e.) Politische Enthüllungen sind doch täglich in sämtlichen Medien zu sehen und nichts Besonderes mehr. Sind dafür die Zeitungen nicht da?

Aufgabe A2

Lucy hat ihrer Mutter versprochen ihr beim Aufräumen der Garage zu helfen. Lucy hasst es jedoch Ordnung zu halten und sucht verzweifelt nach einer Möglichkeit, dem zu entgehen. Plötzlich bekommt sie einen Anruf von ihrer Großmutter, die sie bittet, zu ihr auf eine Tasse Tee zu kommen. Lucy sieht darin ihre Chance, hat aber trotzdem Gewissensbisse. Wie relevant sollten Ihrer Meinung nach die folgenden Überlegungen von Lucy sein?

Überlegungen:

a.) Würde meine Oma sehr einsam sein, wenn ich ihr absage?

b.) Müsste ich mit Hausarrest rechnen, wenn ich jetzt einfach so verschwinde?

c.) Meine Mutter hat mich groß gezogen, für mich gesorgt und war immer für mich da. Ich kann doch jetzt nicht einfach so abhauen, oder?

d.) Ob meine Großmutter wohl auch ihren leckeren Schokoladekuchen im Haus hat?

e.) Mama würde an meiner Stelle doch auch sofort zu Oma gehen, oder?

Aufgabe A3

Johanna ist Leiterin einer geheimen, staatlichen Verfassungsschutz-
behörde. Ein neues Computersystem namens „Overwatch" würde
es ermöglichen, alle Haushalte flächendeckend zu überwachen. Telefon, Internet, ja sogar das Radio könnte für die Überwachung
eingesetzt werden. Johanna versucht das Für und Wider für den
Einsatz der flächendeckenden Überwachung abzuwägen. Wie relevant sollten Ihrer Meinung nach die folgenden Überlegungen sein,
die Johanna während ihres Entscheidungsprozesses tätigt?

Überlegungen:

a.) Könnten wir damit endlich effektiv den Terrorismus bekämpfen
und der Bevölkerung die Angst nehmen, die er verursacht?

b.) Dafür ist doch meine Behörde da. Dafür sind wir doch erst
überhaupt gegründet worden, richtig?

c.) Wenn jemand von der Presse das mitbekommt oder wenn einer
meiner MitarbeiterInnen damit an die Öffentlichkeit geht, sind wir
erledigt.

d.) Endlich könnten wir wirkungsvoll gegen diese radikalen Terro-
risten vorgehen.

e.) Die NSA macht das doch schon seit Jahrzehnten.

<u>Aufgabe A4</u>

Sie sind SachbearbeiterIn bei einer Jugendbehörde, die bei Streitfällen in der Familie vermitteln soll. In einem herzzerreißenden Gespräch gesteht Ihnen die achtjährige Tochter einer von Ihnen betreuten Familie, dass sie seit langem schon von ihrem Vater geschlagen wird. Sie bittet Sie aber, davon nichts ihren Eltern zu erzählen, weil sie nicht will, dass ihre Familie deswegen in Schwierigkeiten kommt. Sie sind erstmal ratlos und überlegen, was Sie nun tun könnten. Ordnen Sie folgende Überlegungen der Wichtigkeit nach.

Überlegungen:

a.) Meine Zweifel sind doch lächerlich. In meiner Dienstvorschrift steht klar, was ich nun zu tun habe. Ich müsste den Vater doch anzeigen, oder?

b.) Ich würde doch heute nicht in Ruhe schlafen können, wenn ich in dem Fall nichts mache.

c.) Sollte ich mir den Rat meiner Abteilungskollegin einholen?

d.) Ist die Angst des Mädchens vor dem Zusammenbrechen der Familie denn schlimmer, als die Angst, vom eigenen Vater geschlagen zu werden?

e.) Könnte ich mir durch mein Stillschweigen das Vertrauen des Kindes sichern und so weitere Informationen über die Familie bekommen?

Ernst ist Polizist und sieht nun zum dritten Mal, wie ein von ihm verhafteter, amtsbekannter Gewaltstraftäter auf Bewährung davon kommt. Ernst ist frustriert und überlegt, ob er bei seiner, mit Sicherheit folgenden, nächsten Verhaftung seinen Schlagstock zum Einsatz bringen sollte. Dies würde zumindest einen „bleibenden" Eindruck bei ihm hinterlassen. Ordnen Sie die folgenden Überlegungen von Ernst der Wichtigkeit nach.

Überlegungen:

a.) Würde im Dienst nicht ich die Macht und damit das Recht über ihn haben?

b.) Wenn er Leute verletzt, dann darf ich ihn doch auch verletzen oder?

c.) Würde mein Berufsstand mir nicht ein derartiges Handeln verbieten?

d.) Würde ihn eine ordentliche Tracht Prügel nicht wieder auf den rechten Pfad bringen können und aus ihm einen anständigen Bürger machen?

e.) Könnte ich meinen Partner fragen, ob er dabei mitmacht?

Aufgabe A6

Clemens ist mit dem Auto auf dem Weg zu einem wichtigen Vor-
stellungstermin. Der Verkehr in der Innenstadt war dermaßen chao-
tisch, dass er wohl mit einer satten Verspätung eintreffen wird. Leider ist der kommende Autobahnabschnitt aufgrund angrenzender
Wohngebiete als Lärmschutzzone markiert und damit ist die zulässi-
ge Höchstgeschwindigkeit mit 100 km/h limitiert. Er überlegt sich,
ob er nicht diesmal, entgegen seiner normalen Angewohnheit sich
an alle Tempolimits zu halten, schneller fahren soll. Ordnen Sie die
folgenden Überlegungen von Clemens der Wichtigkeit nach.

Überlegungen:

a.) Halten sich die anderen AutofahrerInnen auf diesen Streckenab-
schnitt überhaupt an die Geschwindigkeitsbegrenzung?

b.) Würde ich das wollen, wenn kleine Kinder oder Babys wegen
meiner Raserei aus ihrem Schlaf gerissen werden?

c.) Gibt es auf der Autobahn nicht immens hohe Strafen für das
Schnellfahren?

d.) Wie viel Zeit ich mir wohl sparen würde, wenn ich doppelt so
schnell fahre?

e.) Ich fahre normalerweise nie schneller als vorgeschrieben. Sollte
ich das gerade machen?

<u>Aufgabe A7</u>

Heiko wird zum dritten Mal in diesem Jahr aufgrund seines auffälligen Aussehens von einer Jugendgang krankenhausreif geschlagen. Er ist am Boden zerstört und überlegt sich, was er machen könnte, um dies in Zukunft zu vermeiden. Da sieht er plötzlich im Internet eine Anzeige, dass ein neuer Karateclub in seiner Umgebung eröffnet hat. Versuchen Sie folgende Überlegungen von Heiko in eine Rangreihe zu bringen.

Überlegungen:

a.) Auge um Auge, Zahn um Zahn! Endlich könnte ich durch das Training stärker werden und den Spieß umdrehen.

b.) Würde ich dann zusätzlich nicht auch im Karatetraining von den anderen SchülerInnen verprügelt werden?

c.) Ist es für einen Karateschüler nicht am wichtigsten, den Lehren des Karate zu folgen und Auseinandersetzungen zu vermeiden?

d.) Lautet ein Spruch nicht "Was du willst, dass man dir nicht tut, das füge auch niemand andern zu!"?

e.) Wäre es nicht zu gefährlich für meine Peiniger, wenn ich meine Karatekünste an ihnen ausprobieren würde? Sie könnten immerhin wirklich verletzt werden.

Gerhard und Harald sind junge Rekruten beim Militär. Eines Nachts bemerkt Gerhard, wie Harald sich heimlich auf den Exerzierplatz seiner Kompanie schleicht und die dort gehisste Nationalfahne mit seiner eigenen schmutzigen Unterwäsche austauscht. Der zuständige Ausbilder dreht am nächsten Morgen fast durch und lässt die ganze Kompanie vor der neuen „Fahne" antreten. Er droht damit, die komplette Einheit mit einer empfindlichen Ausgangssperre und Strafdiensten zu bestrafen, wenn der Verantwortliche sich nicht meldet. Gerhard ist sich unsicher, was er machen soll. Reihen Sie folgende Überlegungen von Gerhard der Wichtigkeit nach.

Überlegungen:

a.) Verräter werden von den anderen Rekruten nicht gerade zimperlich behandelt. Würden sie mich trotzdem hassen, obwohl ich ihnen eigentlich mit meinem Verrat helfe?

b.) Wäre mir das Stillschweigen wirklich eine Ausgangssperre wert?

c.) Wir Rekruten sitzen hier doch alle im selben Boot. Ich dürfte ihn deshalb doch nie verraten, oder?

d.) Müsste ich als Soldat nicht Befehle befolgen und ihn ausliefern?

e.) Ich kann doch nicht zulassen, dass meine ganze Kompanie wegen Harald leidet. Müsste ich ihn nicht deshalb verraten?

Aufgabe A9

Anita ist Ärztin und praktizierende Homöopathin und war immer überzeugt von ihrer sanften, alternativen Behandlungsmethode. Sie hat sich mittlerweile ein ansehnliches und auch äußerst lukratives Geschäft aufgebaut und versorgt in etwa einhundert PatientInnen mit homöopathischen Arzneimitteln. Als ihr Sohn, ein angehende Biologiestudent, ihr aber erzählt, dass die naturwissenschaftliche Grundlage der Homöopathie quasi nicht existent ist, beginnt sie zu zweifeln und recherchiert selbst. Sie steht nun an einem Wendepunkt in ihrer Karriere als Homöopathin und überlegt, wie sie weiter vorgehen soll. Ordnen Sie die folgenden Überlegungen von Anita ihrer Wichtigkeit nach.

Überlegungen:

a.) Könnte ich mir unangenehme Gespräche über die Homöopathie ersparen, wenn ich meinen Sohn dazu überrede Jura zu studieren?

b.) Würde ich durch meine falschen Behauptungen bezüglich der Wirksamkeit der Arzneien nicht auch gegen den hippokratischen Eid verstoßen?

c.) Würde mein Sohn denn überhaupt wollen, dass ich die Homöopathie sein lasse? Dies könnte dazu führen, dass ich ihm das Studium nicht finanzieren kann.

d.) Ich würde doch alle meine PatientInnen verlieren, wenn ich selbst Zweifel daran habe.

e.) Müsste ich meine PatientInnen nicht über die zweifelhaften Grundlagen der Homöopathie aufklären, weil man doch wenigstens seiner/m ÄrztIn vertrauen können sollte?

Harald ist Führungsmitglied einer rechtspopulistischen Partei. Er sieht in den Nachrichten, dass nun zum ersten Mal ein Moslem zum Bürgermeister von London gewählt worden ist. Er überlegt, wie er die Situation für Parteizwecke verwenden könnte. Nach 2 Sekunden des Nachdenkens fällt ihm folgender Slogan für eine aussagekräftige Pressemitteilung ein: „Eine Frage der Zeit, bis dies auch bei uns kommt, wenn wir die Zuwanderungen nicht schnellstens einbremsen!" Er ist sich nun ein bisschen unsicher, ob er die Mitteilung veröffentlichen soll. Bringen Sie seine Überlegungen der Wichtigkeit nach in eine Reihe.

Überlegungen:

a.) Würde ich diese Wahl nicht einfach akzeptieren müssen, weil sie vom Volk ausgegangen ist?

b.) Gibt es nicht Parteiregeln, die derartige Mitteilungen reglementieren?

c.) Würde ich meine MitbürgerInnen nicht mit derartigen Aussagen aufhetzen und die instabile Lage in unserem Land weiter fördern? Ist dies wirklich mein Ziel?

d.) Könnten die politischen Feinde meiner Partei diese Mitteilung gegen mich verwenden?

e.) Was würde meine Parteiobfrau in dieser Angelegenheit machen?

6.2 Soziales Entscheiden - Testsimulation B

<u>Aufgabe B1</u>

Ein Techniker eines großen Automobilherstellers entdeckt bei routinemäßigen Überprüfungen einiger Fahrzeuge eine Unstimmigkeit in den Abgaswerten. Anscheinend stoßen die Fahrzeuge deutlich mehr CO_2 aus als vom Hersteller angegeben wird. Der Techniker erkennt den Ernst der Lage und wendet sich an seine Vorgesetzten, um die Sache zu melden. Diese wimmeln ihn allerdings ab und eine Woche später wird er wegen angeblichen Einsparungen gekündigt. Der Techniker ist überzeugt, dass er wegen seiner Entdeckung gekündigt worden ist. Er ist wütend und unsicher was, er nun tun soll. Reihen Sie seine folgenden Überlegungen der Wichtigkeit nach.

Überlegungen:

a.) Ist es nicht absolut gesundheitsgefährdend, wenn flächendeckend Fahrzeuge zu viele Abgase ausstoßen?

b.) Wie wohl meine ArbeitskollegInnen in meiner Situation handeln würden?

c.) Müsste der Konzern sich nicht wie alle anderen an die geltenden Abgasvorschriften halten? Warum sollte gerade hier eine Ausnahme gemacht werden?

d.) Der Konzern hat enormen Einfluss. Ich könnte mein Leben lang keinen Job mehr in der Branche bekommen, wenn ich mich mit ihm anlege.

e.) Ich könnte mich doch wunderbar am Konzern rächen, wenn ich die Informationen an die Presse bringe?

Silvia und Christine sind Freunde seit Kindheitstagen. Eines Tages erzählt Silvia, dass sie ihren Ehemann mit einem anderen, ebenso verheirateten Mann, betrügt. Christine, die auch mit Silvias Mann gut befreundet ist, hat Gewissensbisse, die Sache für sich zu behalten. Versuchen Sie die folgenden Überlegungen von Christine ihrer Wichtigkeit nach zu reihen.

Überlegungen:

a.) Wäre Ehrlichkeit nicht das Wichtigste in einer Ehe und der Grund dafür überhaupt zu heiraten?

b.) Würde ich die Freundschaft zu Silva gefährden, wenn ich ihren Betrug verrate?

c.) Könnte ich die Zuneigung ihres Mannes vielleicht gewinnen, wenn er sich von ihr scheiden lässt?

d.) So etwas sollte man doch nicht machen, wenn man verheiratet ist.

e.) Es ist für Freundinnen am wichtigsten, bei solchen Sachen zusammen zu halten, oder?

<u>Aufgabe B3</u>

Hans ist katholischer Priester und seit Jahren in einer kleinen Ge-
meinde am Land tätig. Eines Tages kommt ein aufgelöster Vater zu
ihm in den Beichtstuhl und bittet um Vergebung für seine Sünden.
Er gesteht ihm den Mord an seiner Frau und dessen Geliebten.
Hans ist verwirrt, was er nun tun soll. Er versucht seine Gedanken
zu ordnen. Reihen Sie die folgenden Überlegungen von Hans der
Wichtigkeit nach.

Überlegungen:

a.) Er hat sich mir anvertraut. Ich müsste seinen Erwartungen doch
gerecht werden und Stillschweigen über die Sache bewahren, oder?

b.) Verbietet es mein Schweigegelübde nicht, dass ich anderen Personen von den Beichten meiner Gemeindemitglieder erzähle?

c.) Müsste ich nicht der Polizei von seinem Verbrechen erzählen,
um zu verhindern, dass er weitere Morde begeht?

d.) Vielleicht könnte ich ihn davon überzeugen, nun öfter in die
Kirche zu gehen, um an meinem Gottesdienst teilzunehmen?

e.) Könnte ich dafür strafrechtlich belangt werden? Ich hab immerhin davon gewusst.

Aufgabe B4

Ein neues Smartphone ist auf dem Markt und heißbegehrt unter den Jugendlichen in Hannas Clique. Hanna hebt all ihr Geld von ihrem Sparkonto ab und macht sich auf dem Weg zum Elektrofachmarkt. Dort angekommen bemerkt sie, dass nur ein einziges Modell des neuen Telefons mehr übrig ist. Plötzlich huscht ihre kleine Schwester mit einem fiesen Grinsen im Gesicht an ihr vorbei und nimmt sich das letzte Smartphone. Hanna ist wütend und überlegt sich, ob sie ihrer Schwester das Telefon nicht einfach aus der Hand reißen sollte. Ordnen Sie die Überlegungen von Hanna der Wichtigkeit nach.

Überlegungen:

a.) Würde ich nicht das Recht haben, es ihr einfach so wegzunehmen, weil ich älter bin als sie?

b.) Würde ich das Handy denn nicht unbedingt brauchen, um „trendy" zu bleiben?

c.) Würde die Kleine an meiner Stelle nicht genau gleich handeln?

d.) Sollten Geschwister nicht eher aufeinander aufpassen anstatt sich gegenseitig so zu behandeln?

e.) Es würde wohl zu einen ziemlichen Tumult und Aufruhr kommen, wenn ich meiner Schwester das Telefon wegnehme. Will ich so etwas überhaupt?

80

Aufgabe B5

Sie fahren auf der Autobahn und werden plötzlich von der Überhol-
spur von einem anderen Fahrzeug geschnitten. Als Sie hinüber blicken, sehen Sie, dass die junge Fahrerin anscheinend gerade mit
dem Handy telefoniert. Sie sind außer sich vor Aufregungen und
überlegen tatsächlich, der Fahrerin eine Lektion zu erteilen und sie
zu rammen. Ordnen Sie folgende Überlegungen der Wichtigkeit
nach.

Überlegungen:

a.) Mit der Straßenverkehrsordnung würde dies wahrscheinlich nicht
einhergehen, oder?

b.) Wenn ich sie ramme, könnte sie nie wieder die Verkehrssicher-
heit und somit das Leben anderer gefährden können.

c.) Was, wenn ich bei dem Manöver selbst verletzt werde?

d.) Was wohl meine Frau in der Situation von mir erwarten würde?

e.) Es wäre wohl eine ziemliche Genugtuung für mich, wenn ich ihr
eine Lektion erteile.

Aufgabe B6

Jürgen ist Philosophielehrer der achten Klasse und schon seit längerem unzufrieden mit seinem Job. Besonders die mangelnde Disziplin der heutigen Jugendlichen ist ihm ein Dorn im Auge. Während dem Unterricht wagt es doch tatsächlich ein Schüler ihn persönlich zu beleidigen. Er würde ihm am liebsten eine Ohrfeige dafür geben. Jürgen versucht aber ruhig zu bleiben und rational und gelassen auf diese Beleidigung zu reagieren. Ordnen Sie die folgenden Überlegungen von Jürgen der Wichtigkeit nach.

Überlegungen:

a.) Ich hätte doch auch das Recht ihn zu beleidigen, wenn er mich zuvor beleidigt hat, oder?

b.) Ist es nicht für einen Lehrer am wichtigsten, die Anerkennung seiner Schüler zu bewahren?

c.) Ich bin doch hier der Erwachsene! Müssten die Kinder nicht Respekt vor mir haben?

d.) Wäre eine Ohrfeige nicht übertrieben? Wie würde es dem Schüler bzw. der ganzen Klasse danach gehen?

e.) Ruhe und Erhabenheit ist die Pflicht eines jeden Lehrers bzw. jeder Lehrerin.

Lisa ist Leiterin eines kleinen Werkzeugladens. Seit einigen Monaten hat sie einen neuen Mitarbeiter eingestellt, der jedoch mit den übertragenen Aufgaben gar nicht zurechtkommt. Ständig fehlt Geld in der Kassa, die Waren sind nicht richtig eingeordnet und letzte Woche hat er sogar vergessen, dass Geschäft am Abend zuzusperren. Mehrere Gespräche mit ihm blieben anscheinend wirkungslos. Sie weiß, dass er vor seinem jetzigen Job eine lange Zeit arbeitslos war und für diese Gelegenheit sehr dankbar ist. Trotzdem muss sich Lisa nun Gedanken darüber machen, ob sie ihn nicht sofort kündigt. Ordnen Sie die folgenden Überlegungen von Lisa ihrer Wichtigkeit nach.

Überlegungen:

a.) Wäre ein solcher Mitarbeiter nicht eine Gefahr für den Fortbestand meines Betriebes und damit auch für die Arbeitsplätze meiner anderen MitarbeiterInnen?

b.) Könnte ich ihn noch mit einer Verwarnung davon kommen lassen, wenn er mir dafür verspricht, seine Anstrengungen zu verdoppeln?

c.) Würde die vertraglich vereinbarte Kündigungsfrist dies nicht verhindern?

d.) Was würden meine anderen MitarbeiterInnen von mir erwarten?

e.) Würde seine Kündigung nicht zu Ärger mit der restlichen Belegschaft führen?

Aufgabe B8

Kaum in Italien angekommen werden Boris und seine Gruppe von Pfadfindern Zeugen eines Überfalls. Der Räuber, ein großer, stämmiger Südländer versucht einer alten Frau die Handtasche zu stehlen. Voller Aufregung läuft Boris auf die beiden zu - leider jedoch ohne Plan, was er nun überhaupt tun sollte, wenn er sie erreicht. Folgende Überlegungen gehen Boris gerade durch den Kopf. Ordnen Sie sie der Wichtigkeit nach an.

Überlegungen:

a.) Ich darf die alte Frau jetzt nicht im Stich lassen. Würde sie denn nicht auf meine Hilfe zählen?

b.) Ich hatte schon einmal klügere Ideen. Würde mich der Typ nicht einfach niederschlagen können?

c.) Lautet die 3te Regel des Pfadfinderehrenkodex nicht „Beschütze die Unschuldigen"?

d.) Ob ich wohl als großer Held dastehen würde, wenn ich das hier irgendwie überstehe?

e.) Müssten die Leute denn nicht gegenseitig mehr aufeinander aufpassen, um diese Welt sicherer zu machen? Wieso laufe ich eigentlich allein auf den Typen zu?

Aufgabe B9

Katharina ist Anwaltsgehilfin bei einer großen, international tätigen Kanzlei. Sie hat hart für ihre Position gearbeitet und ist stolz, Teil eines so erfolgreichen Unternehmens zu sein. Als sie eines Abends im Archiv in alten Akten stöbert, fallen ihr auffällige Kontobewegungen auf einem Bankkonto auf, welches dem Chef der Anwaltskanzlei gehört. Sie traut ihren Augen nicht, sie hält handfeste Beweise in der Hand, dass ihr Boss in moderne Sklavengeschäfte verwickelt ist. Sie ist ängstlich und verwirrt und unsicher, was sie nun zu tun hat. Bringen Sie die folgenden Überlegungen der Wichtigkeit nach in eine Reihenfolge.

Überlegungen:

a.) Würde die Chefetage mich nicht sofort kündigen, wenn ich sie darauf anspreche?

b.) Würde ich meinem Chef mit den Informationen nicht eine schöne Gehaltserhöhung entlocken können?

c.) Was würde mein Chef von mir erwarten?

d.) Ist Sklaverei nicht menschenunwürdig? Sollte denn jemand gegen seinen Willen zur Arbeit gezwungen werden?

e.) Würde mein Dienstvertrag nicht auch eine Stillschweigeklausel enthalten, die mich hier zu Diskretion zwingt?

Gustav ist König eines kleinen Landes in Zentralafrika. Schon lange sind ihm die beiden Nachbarstaaten mit ihren reichen Bodenschätzen ein Dorn im Auge. Seit Jahren hat er das gesamte Budget seines Staates in Rüstung und das Militär fließen lassen. Nun endlich würde er bereit sein, eine Invasion gegen beide Länder zu starten und stellt folgende Überlegungen dazu an. Ordnen Sie Gustavs Gedanken der Wichtigkeit nach.

Überlegungen:

a.) Würde mein Land nicht das stärkste der drei Länder sein und damit das Recht besitzen, die anderen zu okkupieren?

b.) Würde ich die Invasion stoppen, wenn mir die beiden Länder regelmäßigen Tribut bezahlen?

c.) Würden die BewohnerInnen der beiden Nachbarländer denn nicht lieber unter einem starken Herrscher leben wollen?

d.) Würde ich durch einen Angriffskrieg nicht gegen das UN-Recht verstoßen?

e.) Würden meine Untertanen nicht auch einen Krieg haben wollen?

7. Das Konzept des Emotionen Erkennens

ÄrztInnen und im Allgemeinen jegliche Art von Pflegepersonal werden in ihrem Berufsalltag oft mit herausfordernden, teils sehr emotionsbehafteten Situationen und den dementsprechenden Gefühlslagen der beteiligten Personen konfrontiert. Demnach ist es wichtig „herauslesen zu können, wie sich diese Personen, seien es nun PatientInnen oder Angehörige, in den jeweiligen Situationen wahrscheinlich fühlen" (vgl. VMC Untertest Emotionen Erkennen, 2018). Das folgende Kapitel soll erläutern, wie die praktische Aufgabenstellung und das dabei verwendete Antwortsystem funktionieren und gibt einen ersten, basalen Überblick über die Anforderungen und die Kriterien der Aufgabengruppe.

7.1 Emotionen Erkennen als Aufgabe

Im Vergleich zur Aufgaben- und Antwortstruktur des Sozialen Entscheidens gestaltet sich die Präsentation der Aufgaben zum Emotionen Erkennen weitaus weniger komplex. Doch auch hier lassen sich einige Tücken und Stolpersteine finden, welche in der realen Testsituation zu Punkteverlusten führen könnten. Wie beim Sozialen Entscheiden wird man auch hier 15 Minuten Zeit haben, um insgesamt 10 Aufgaben zu bearbeiten, für die man 10 Punkte erhalten kann, welche wiederum 5% der Gesamttestbewertung beeinflussen. Sollten die Aufgabenstruktur und die Übungsbeispiele des virtuellen medizinischen Campus bereits bekannt sein, wird trotzdem empfohlen, dieses Basiskapitel nicht zu überspringen. Es dient als Grundstein für alle folgenden Theorieerläuterungen und Übungsbeispiele.

Das folgende Beispiel soll die Aufgabenstruktur veranschaulichen:

„Georg ist langjähriger Raucher und bekommt bei einer ärztlichen Routinekontrolle die Diagnose Lungenkrebs. Trotz jahrelanger Überredungsversuche seiner Frau und seiner Freunde, hatte er es nie geschafft mit dem Rauchen aufzuhören. Er sieht nun einer sehr schwierigen und langwierigen Therapie entgegen. Wie fühlt sich Georg in dieser Situation?"

	eher wahrscheinlich	eher unwahrscheinlich
A. Er hat Angst.	☐	☐
B. Er bereut etwas.	☐	☐
C. Er ist erleichtert.	☐	☐
D. Er ist motiviert.	☐	☐
E. Er ist zuversichtlich.	☐	☐

Die Aufgabe ist es nun anhand der abgebildeten Beschreibungen zu bestimmen, wie sich die Person in der Situation wahrscheinlich fühlt. Natürlich darf nur eine Markierung je Aussage gesetzt werden. Trotz Gerüchten und Falschinformationen, die in den einschlägigen Foren und sozialen Medien kursieren, ist es hierbei selbstverständlich auch möglich, dass alle Gefühlslagen eher wahrscheinlich bzw. alle Gefühlslagen eher unwahrscheinlich sein können.

7.2 Die Anforderung des Emotionen Erkennens

Auch bei der Aufgabengruppe Emotionen Erkennen werden sich keine komplex strukturierten Situationen finden lassen. Die meisten Situationsbeschreibungen bestehen aus vier bis zehn Sätzen. Allerdings lassen die meisten Beschreibungen Einiges an Interpretationsspielraum und Implikationen zu. Manche Implikationen werden direkt aus der Situation heraus ableitbar sein, andere werden erst über mehrere Prämissen und Bedingungen logisch schlüssig erscheinen. Wichtig ist es zu verstehen, dass es allein die Aufgabe ist, zu entscheiden, ob aus den wenigen direkten Informationen, die sich aus der Beschreibung ergeben, die genannten Emotionen „eher wahrscheinlich" oder „eher unwahrscheinlich" sind.

Zum Zeitpunkt des Testtages werden die BewerberInnen über unzählige individuelle Erfahrungen mit emotionsbehafteten Situationen verfügen. Viele Emotionen werden direkt erlebt worden sein, nicht wenige werden aber auch sekundär über Bücher, Filme und andere Medien in Form von Geschichten „konsumiert" worden sein. Gefühle und Emotionen erleben Menschen täglich und schreiben sich dadurch, bewusst und unbewusst, natürlich auch eine gewisse Expertise im Identifizieren und Deuten von Emotionslagen zu. Jedoch genau diese Expertise könnte im Subtest Emotionen Erkennen nachteilig sein, da sie immer subjektiv aufgebaut wurde und von den Erfahrungen und erlernten Attribuierungstendenzen der Einzelperson abhängt. Emotionen und Gefühle werden immer subjektiv und individuell sein.

Emotionsbewertungstheorien gehen davon aus, dass es vor allem die Interpretationen eines Ereignisses sind, die Emotionen auslösen, und weniger die objektiven Ereignisse selbst. Dieselbe Situation kann oft in unterschiedliche Richtungen interpretiert werden und hat dementsprechend auch andere Emotionen zur Folge. Es gibt im Grunde nur sehr wenige direkte Beziehungen zwischen Situationen und Emotionen, die nicht durch individuelle Bewertungsprozesse moderiert werden.

Zur Testkonstruktion musste man sich an theoretische Modelle und empirische Studien halten – eine andere Vorgehensweise wäre auch nicht legitim gewesen. Dies bedeutet aber auch, dass die Aufgaben und deren Musterlösungen aufgrund von Durchschnittswerten und Häufigkeitsverteilungen erstellt worden sind. Die Aufgaben und deren Emotionszuschreibungen werden für manche TestteilnehmerInnen, im Optimalfall für die meisten, schlüssig und logisch erscheinen, einige BewerberInnen werden allerdings Schwierigkeiten haben, die Musterlösungen nachzuvollziehen. Nicht unbedingt deshalb, weil ihre Fähigkeiten Emotionen zu erkennen von Natur aus schlechter sind als die ihrer MitbewerberInnen, sondern weil sie mit ähnlichen Situationen andere Erfahrungen gemacht haben. Relevant für die Musterlösungen der Aufgaben ist die Situationsinterpretation, die der Großteil der Versuchspersonen in den dementsprechenden Studien zeigte. Schlussfolgernd daraus wäre es, im Hinblick auf die Aufgabenstellung, wahrscheinlich erfolgsversprechender sich die Frage zu stellen: „Wie würde sich der Großteil der Menschen in dieser Situation fühlen?", bevor man eigene, subjektive und vielleicht verzerrte Bewertungsprozesse in die Entscheidung miteinbezieht.

Anhand des vorangegangenen Beispiels soll die Schwierigkeit der Aufgabe und die Tücke des „übermäßigen" Interpretierens anschaulicher gemacht werden:

Aussage A: „Er hat Angst" ⟶ eher wahrscheinlich

90

Wird eine schwere Krankheit diagnostiziert, kann dies bedeuten, dass das Leben der jeweiligen betroffenen Person gefährdet ist. Im Fall von Georg muss er eine schwierige Therapie aufnehmen, in der er nur bedingt Kontrolle über den Ausgang und damit den Genesungserfolg hat. Der Ausgang der Krankheit bzw. der Therapie ist ungewiss. Er kann durch Compliance, Disziplin, Willen und Resilienz maßgeblich zum Heilungsprozess beitragen, doch trotzdem könnten diverse andere, nicht beeinflussbare Faktoren über sein Leben entscheiden.

Es gibt von schweren Krankheiten betroffene PatientInnen, die zumindest vorgeben, während ihres Genesungsprozesses nie Angst gehabt zu haben. Würde man über persönliche Erfahrungen, vielleicht aus dem eigenen Familien- oder Freundeskreis, verfügen, würde man solch eine Emotionslage eher in Betracht ziehen, als jemand, der derartige Erfahrungen nicht gemacht hat. Man kann, objektiv betrachtet, jedoch nicht davon ausgehen, dass der Durchschnitt der Menschen keine Angst haben würde.

Aussage B: „Er bereut etwas" ⟶ eher wahrscheinlich

Georg hat mit seinem langjährigen Rauchverhalten die Entwicklung der Krankheit maßgeblich beeinflusst. Es hat scheinbar Versuche gegeben mit dem Rauchen aufzuhören, welche ihm allerdings nicht gelungen sind.

In der langwierigen Diskussion rund um die gesundheitsschädigenden Folgen des Rauchens stechen auch manchmal Personen hervor, die etwaige dadurch ausgelöste Krankheiten „in Kauf nehmen". Sie sind sich der Konsequenzen bewusst, rauchen aber trotzdem. Man könnte, wahrscheinlich äußerst oberflächlich betrachtet, davon ausgehen, dass diese Persönlichkeiten ihr Verhalten nicht bereuen würden.

Aussage C: „Er ist erleichtert" ⟶ eher unwahrscheinlich

Es ist offensichtlich eher unwahrscheinlich, dass eine Krebsdiagnose Erleichterung hervorrufen kann, auch wenn manche PatientInnen angeben, sich vor der Ungewissheit der Symptomatik oft mehr zu fürchten als vor der Diagnose selbst. Der Abbau der Unsicherheit und das Klarwerden der Handlungsmöglichkeiten werden von diesen Menschen oft als Erleichterung empfunden.

Aussage D: „Er ist motiviert" ⟶ eher unwahrscheinlich

Aus dem Text geht nicht hervor, dass Georg durch seine Krebsdiagnose motiviert wird. Natürlich wäre es denkbar, dass er nun zu einem gesünderen Lebensstil quasi „gezwungen" wird und er, im Anbetracht seines lebensbedrohenden Zustands, den Willen entwickelt, alles für seine Genesung zu tun. Auf der anderen Seite steht die hohe Komorbidität zwischen Krebs und depressiven Störungen, welche eher davon ausgehen lässt, dass Antriebs- und Energielosigkeit vorherrschen.

Aussage E: „Er ist zuversichtlich" ⟶ eher unwahrscheinlich

Man kann aufgrund der Situationsbeschreibung nicht nachvollziehen, warum Georg zuversichtlich sein sollte. Er könnte tatsächlich selbstbewusst, mit positiver Einstellung und mit dem Glauben an seine Genesung die Therapie beginnen, sozusagen „herausgefordert" durch seine jetzige schwierige Lage. Doch aus den oben bereits genannten Gründen sollte dies eher unwahrscheinlich sein, da die konkrete Information dazu fehlt.

7.3 Das Antwortsystem im Emotionen Erkennen

Im direkten Vergleich mit dem Antwortsystem des Sozialen Entscheidens präsentiert sich das Antwort- und Punktvergabesystem des Emotionen Erkennens sehr einfach strukturiert. Leider übernimmt es, unserer Ansicht nach, auch die Schwächen des Auswertesystems des Sozialen Entscheidens aus dem Jahr 2015. Denn im Jahr der Ersteinführung des Emotionen Erkennens erhielt man nur dann einen Punkt pro Aufgabe, wenn die Auftretenswahrscheinlichkeit aller postulierten Emotionen richtig bestimmt wurde. Das bedeutet, dass nur eine einzelne Falsch- oder Nichtzuweisung ausreicht, um, unabhängig davon, ob die anderen vier Emotionen richtig zugeordnet wurden, bei einer Aufgabe keinen Punkt zu bekommen (siehe Abbildung 5). Auch aufgrund dieses Umstandes berichtete man 2017 von sehr enttäuschenden Ergebnissen in diesem Untertest.

Aber warum machen die Universitäten scheinbar denselben Fehler wie 2015? Warum lernt man nicht aus den Erfahrungen und den Ergebnissen des Sozialen Entscheidens? Würde eine Vergabe von Teilpunkten, wie es jetzt im Sozialen Entscheiden der Fall ist, nicht mehr Sinn machen? Das Auswertesystem des Emotionen Erkennens ist der Grundaufgabenstruktur selbst geschuldet, da lediglich zwei Antwortalternativen zur Verfügung gestellt werden. So beträgt die a priori Ratewahrscheinlichkeit bei einer Teilaufgabe, also einer Emotion, 50%. Das bedeutet, selbst wenn man sich die Aufgaben und die dazugehörigen Emotionen nicht durchliest und rein willkürlich

ankreuzen würde, würde man, statistisch betrachtet über un-
endlich viele Versuche, schon aus Zufall 50% aller Emotionen
richtig zuordnen. Dieser Umstand macht es eher unwahrscheinlich, dass in Zukunft ein klassisches Teilpunktesystem
eingeführt werden kann, sofern die Struktur, insbesondere das
Antwortsystem, der Aufgabe selbst nicht grundlegend verändert wird.

Aufgabenbeispiel		markiert	richtig	Wertung
	A	W	W	richtig
	B	U	U	richtig
Emotion	C	W	W	richtig
	D	W	U	falsch
	E	U	U	richtig
			Punkte	0

Abbildung 5. Auswertungsbeispiel des Emotionen Erkennens

8. Grundlagen der Emotionstheorie

Der, zumindest für den Verfasser, wohl anspruchsvollste Teilabschnitt des kompletten Buches stellt dieses Kapitel rund um die theoretischen Hintergründe von Emotionen dar. Würde es gelingen, eine allgemein gültige, umfassende Beschreibung, Erklärung und Definition von Emotionen, Gefühlen, Affekten und Stimmungen zu schaffen, mit denen die praktizierenden KollegInnen sämtlicher Disziplinen und auch die wissenschaftliche Forschungsgemeinschaft einstimmig zufrieden wären, hätte man eine Jahrhunderte andauernde Diskussion beendet. Man würde sich vor Ehrungen, Interviewanfragen und Preisen aus unterschiedlichen Fachgebieten wohl nicht mehr erwehren können. Leider sieht die Realität so aus, dass bis dato kein allgemein gültiger Konsens über die oben genannten Begriffsbestimmungen herrscht. Tatsächlich existieren sogar Forschungsbestrebungen, um die unzähligen Definitionen aus den verschiedensten Professionen zusammenzufassen und dadurch praktikabler anwendbar zu machen (Kleinginna & Kleinginna 1981).

Im Gegensatz zum Sozialen Entscheiden, welches im Großen und Ganzen auf einer einzelnen Theorie basiert, bedienten sich die Testkonstrukteure mehrerer Emotionsmodelle und deren Grundlagentheorien. Im folgenden Kapitel sollen die wichtigsten Emotionstheorien kompakt vorgestellt und im Sinne der Aufgabenstellung des Emotionen Erkennens inhaltlich erklärt werden. Diese kurze Theorieeinführung behandelt das Thema Emotionen auf keinen Fall aus einer ganzheitlichen, umfassenden Perspektive, sondern versucht die wichtigsten und relevantesten Aspekte zum Zwecke der Vorbereitung für die Testaufgaben zusammenzufassen. Hauptaugenmerk wird auf die Differenzierung der unterschiedlichen Emotionsausprägungen gelegt werden, da dies mit die Hauptanforderung der Testaufgaben darstellt.

8.1 Emotionen, Affekte und Stimmungen

„Everybody knows what an emotion is until asked to give a definition." - Dieses berühmte Zitat von Fehr & Russel (1984) fasst wohl treffend die Problematik der Begriffsbestimmungen rund um Emotionen, Affekte und Stimmungen zusammen. Da wir alle tagtäglich mit unterschiedlichsten eigenen, oder auch fremden, Gefühlszuständen konfrontiert werden, bauen wir mit der Zeit ein eigenes, subjektives Verständnis für diese Phänomene auf. Jeder Mensch ist sozusagen Experte seiner eigenen Gefühlswahrnehmung. Somit stellt die allgemeine universelle Definition von unterschiedlichen Gefühlszuständen eine wahrhaft herausfordernde Aufgabe dar, welche bis heute zu keinem allgemein akzeptierten Konsens geführt hat.

Oft werden Arbeitsdefinitionen vorgeschlagen, um der Vielzahl der Bedeutungen, die Emotionen im Laufe der Jahrhunderte erhalten haben, Herr zu werden. Goschke & Dreisbach (2010) operationalisieren Emotionen pragmatisch als psychophysische Reaktionsmuster, die

- auf mehr oder weniger komplexen Bewertungen einer Reizsituation beruhen,
- die motivationale Bedeutsamkeit von Reizen relativ zu Zielen und Bedürfnissen eines Lebewesens signalisieren,

- mit peripheren physiologischen Veränderungen sowie der Aktivierung bestimmter zentralnervöser Systeme einhergehen,
- zu bestimmten Klassen von Verhalten motivieren,
- sich in spezifischer Mimik und Körperhaltung ausdrücken,
- häufig, aber nicht notwendigerweise mit einer subjektiven Erlebnisqualität verbunden sind.

Klassische Lehrbücher (vgl. Gerrig & Zimbardo 2011; Hoyer 2011) unterscheiden **Emotionen** und **Stimmungen**. Während Emotionen oft eher kurzfristige Reaktionen auf spezifische Ereignisse darstellen (Bsp.: Angst vor einem Raubtier, Ärger über ein Ereignis, Freude über ein Geschenk etc.), spricht man von Stimmungen eher dann, wenn eine längerfristige, Stunden oder gar Tage andauernde „Verfärbung" des Erlebens, welches meist keine direkte, einzelne Ursache hat, vorliegt. Des Weiteren geht man auch davon aus, dass Emotionen aufgrund der engeren Zeitabschnitte, in denen sie erlebt werden, im Schnitt intensiver wahrgenommen werden als Stimmungen. Ein extremer Subtyp einer Emotion ist der **Affekt**, eine kurze sehr intensive und heftige Emotion, die oft mit Kontrollverlust einhergeht. Ein Ereignis benötigt ein gewisses Maß an (subjektiver) Relevanz und Wichtigkeit, bevor eine Stimmung auftritt bzw. abgeändert wird. Ein positives Ereignis, wie beispielsweise eine gute Note in einem Test, mag zwar kurzfristig Freude zur Folge haben, wäre aber nur dann in der Lage, Zuversicht, im Sinne einer längerfristigen Stimmung, auszulösen, wenn man dem Testgegenstand eine wichtige, persönliche Bedeutung zuordnet.

Im MedAT werden die Begriffe Stimmungen und Emotionen synonym verwendet. In den Aufgaben finden sich klassische Emotionen (Angst, Ekel, Wut), aber auch typische Stimmungen (Stolz, Enttäuschung, Dankbarkeit). Aus diesem Grund, zum Zwecke der leichteren Lesbarkeit und als Vorbeugung gegenüber Verwirrung aufgrund unterschiedlicher Termini, werden auch Stimmungen bei den praktischen Beispielen in diesem Buch mit dem Label „Emotionen" bezeichnet.

Emotionen haben auf unterschiedlichste Weise Einfluss auf den Körper, das Verhalten und die Denkmuster von uns Menschen. Man spricht dabei von Komponenten der Emotionen. So wirkt sich die **Gefühlskomponente** auf das bewusste Erleben einer Emotion aus – also wie man sich beim Auftreten einer bestimmten Emotion fühlt. Eng damit verbunden ist die **kognitive Komponente**, welche vor allem versucht, die Ursachen von Emotionen zu klären und diese zu bewerten. Emotionen besitzen mit der **biologischen Komponente** auch Einfluss auf periphere und zentralnervöse Prozesse und Strukturen. Insbesondere das limbische System spielt bei der Entstehung und Aufrechterhaltung von Emotionen und Stimmungen eine wichtige Rolle. Durch die **motivationale Komponente** haben Emotionen Auswirkungen auf die Zielorientierung, die Handlungsentschlossenheit oder die Handlungsplanung. Essentiell für die Differenzierung und die Bewertung ist die **Ausdruckskomponente**, welche Emotionen in Form von Gestik, Mimik, Körperhaltung oder Stimmlage nach außen hin kommuniziert.

Der Gefühlsausdruck war es auch, der dazu führte, dass man begann, Emotionen in zwei qualitativ unterschiedliche Kategorien zu unterscheiden. Sogenannte **Primäremotionen**, welche klar voneinander abgrenzbare Basisemotionen darstellen, und komplexe oder **sekundäre Emotionen**, die sich aus den Mischungen der Primäremotionen ergeben. Vor allem war es Paul Ekman (vgl. Ekman et al. 1982) und dessen Forschungsbemühungen, die das Konzept von universellen, kulturunabhängigen Primäremotionen und deren Ausdrucksformen etablierten. Berühmtheit erlangte er mit dem Experiment, das zeigte, dass Stammesbewohner der Fore, eines Ureinwohnerstammes auf Neuguinea, welche noch nie zuvor mit der westlichen Zivilisation in Kontakt getreten waren, Gesichtsausdrücke mit sehr hoher Genauigkeit den entsprechenden Grundemotionen zuschreiben konnten. Diese Primäremotionen sind Freude, Ärger, Trauer, Ekel, Überraschung und Furcht. Im Laufe der Jahre und durch vielfältige Forschung zu diesem Thema kam Verachtung noch als siebente Basisemotion hinzu. Man geht heute davon aus, dass diese Primäremotionen angeboren sind, nicht erlernt werden müssen und dadurch überall auf der Welt gleich ausgedrückt werden. Im Gegensatz dazu sind die sogenannten Sekundäremotionen weitaus komplexer, abhängig von Kultur und werden zumeist nicht universell ausgedrückt. Beispiele dafür sind Neid, Hoffnung, Bedauern, Enttäuschung, Dankbarkeit.

8.2 Linguistische Ansätze des Emotionsbegriffs

Wie viele Emotionen gibt es insgesamt und welche können im Subtest Emotionen Erkennen vorkommen? Auch die Kategorisierung und die Abgrenzung des Emotionsbegriffes waren bereits Gegenstand etlicher Forschungsbestrebungen. So versuchte man beispielsweise mit Hilfe von Listen von Emotionswörtern zu bestimmen, welcher Begriff als konkrete Emotion klassifiziert werden kann (vgl. dazu Schmidt-Azert 1980; Schmidt-Azert 1996). In diesem linguistischen Ansatz musste eine große Anzahl von Versuchspersonen bestimmen, ob der Begriff, den sie gerade gelesen hatten, mit Sicherheit eine Emotion darstellt, eher eine Emotion darstellt, eher keine Emotion darstellt oder mit Sicherheit keine Emotion darstellt.

Am Ende der Studie ergaben sich insgesamt 107 Begriffe, welche im engeren Sinne als Emotion bezeichnet wurden. Diese waren:

Freude, Furcht, Verzweiflung, Angst, Wut, Zorn, Ekel, Traurigkeit, Ärger, Eifersucht, Hass, Rührung, Abscheu, Begeisterung, Entsetzen, Erregung, Zärtlichkeit, Zuneigung, Triumph, Verachtung, Groll, Sehnsucht, Hochstimmung, Leidenschaft, Gereiztheit, Kummer, Trauer, Verlangen, Verstimmtheit, Panik, Begehren, Heimweh, Liebe, Mitgefühl, Mitleid, Scham, Verlegenheit, Fröhlichkeit, Lust, Niedergeschlagenheit, Abneigung, Neid, Sorge, Aggression, Schadenfreude, Frustration, Reue, Verehrung, Unlust, Widerwille, Wohlwollen, Zufriedenheit, Heiterkeit, Trotz, Glücksempfinden, Unruhe, Übermut, Erleichterung, Ungeduld, Dankbarkeit, Stolz, Misstrauen, Zutrauen, Kampflust, Bewunderung, Ehrfurcht, Anteilnahme, Leere, Spannung, Verlassenheit, Vermissen und Verwunderung.

Trotz dieser schieren Masse an Begriffen kann man nicht davon ausgehen, dass das Ergebnis dieser Studie alle Emotionsbezeichnungen abdeckt, die im MedAT verwendet werden können. Auch werden viele dieser Begriffe im heutigen Sprachgebrauch synonym miteinander verwendet und lassen sich auf semantischer Ebene nur durch Details differenzieren. Wodurch unterscheidet sich nun aber Neid von Eifersucht, Ärger von Hass oder Hoffnungslosigkeit von Angst? Diese Fragen sollen im folgenden Kapitel genauer behandelt werden.

8.3 Emotionsbewertung nach Roseman

Der Psychologe Ira Roseman gilt nach wie vor als einer der führenden Wissenschaftler im Bereich der Emotionsbewertung. Seine Emotion Appraisal Theory (vgl. dazu Roseman 1984; Roseman et al. 1996) stellt bis heute eine der einflussreichsten Ansätze dar, Emotionen auf Basis von unterschiedlichen Situationskomponenten zu kategorisieren und einzuordnen. Die Theorie von Roseman wurde im Laufe der Jahre mehrmals modifiziert und wird heute vor allem aufgrund seiner einfachen Struktur und den sich daraus ergebenden klaren Regeln im Forschungsbereich der künstlichen Intelligenz eingesetzt. Das Modell geht von insgesamt 6 Dimensionen aus, deren Ausprägungen jedwede Situation beschreiben können und somit bestimmen, ob und welche konkrete Emotion auftritt.

Dimension eins beschreibt, ob man den Zustand in der jeweiligen Situation als „positiv" oder „negativ" beurteilt. Klassische Beispiele für positive Emotionen sind natürlich Freude, Erleichterung, Liebe, Stolz. Auf der negativen Emotionsseite sind Angst, Ärger, Trauer oder Abneigung typische Beispiele.

Dimension zwei kategorisiert nach dem motivationalen Zustand der Situation, d.h. ob eine Person dazu motiviert ist, einen gewissen Zustand herbeizuführen, zu erhalten („appetetiv") oder den Zustand eher vermeiden oder verkürzen will („aversiv"). Es geht hierbei jedoch nicht darum, dass das Situationsereignis selbst positiv oder negativ ist, sondern ob die Situation einen Aspekt enthält, welcher als Ziel, oder aber auch als Bestrafung angesehen werden kann. Beispiel: Erleichterung ist eine positive Emotion, aber eine bestimmte, wichtige Komponente in der Situation muss aversiv sein. Durch die Aufhebung oder das Wegnehmen dieser aversiven Komponente entsteht Erleichterung. Trauer, eine negative Emotion, basiert eigentlich auf etwas, was als appetetiv empfunden wird. Die Wichtigkeit für die Person bzw. die Relevanz dieser appetetiven Komponente stellt die Grundlage für Trauer dar.

Anmerkung: die zweite Dimension lässt sich höchstwahrscheinlich leichter im Zusammenhang mit der ersten Dimension verstehen und anwenden. Beide Dimensionen zusammen ergeben mehr praktischen Nutzen für eine Beurteilung der Situation und eine Herleitung der dementsprechenden Emotion. Im Endeffekt geht es objektiv betrachtet darum, ob in der Situation ein positiver oder negativer Aspekt/Zustand hinzugefügt wird (Beispiel: Freude vs. Stress) oder ob ein positiver oder negativer Aspekt/Zustand wegfällt (Beispiel: Trauer vs. Erleichterung).

Dimension drei bestimmt die Auftretenswahrscheinlichkeit eines Situationsereignisses als „sicher", „unsicher" oder „unerwartet". Bestimmte Emotionen, wie Angst oder Hoffnung, verlangen nach einer spezifischen Unsicherheitskomponente. Der Ausgang der Situation ist unklar und ist für die Person, die sich in der Situation befindet, nicht im vollen Maße abzuschätzen. Abzugrenzen davon ist die Ausprägung „unerwartet", welche von Roseman in einer späteren Modifizierung implementiert wurde, um die Emotion Überraschung zu erfassen.

Die vierte Dimension befasst sich mit der Wahrnehmung des Kontrollpotentiales. Die Zustände „niedrig" und „hoch" beschreiben, ob die Person von sich selbst denkt, dass sie dazu in der Lage ist, den Ausgang der Situation zu beeinflussen. Zum Beispiel ergibt sich aus der Emotion Trauer typischerweise ein hohes Maß an Passivität, da man sich selbst nicht (mehr) in der Lage sieht, den Auslöser der Trauer zu beeinflussen. Funktionell macht dies Sinn, da man im Falle eines nicht vorhandenen Kontrollpotentiales in einer negativ wahrgenommenen Situation durch die Passivität von Trauer Ressourcen spart, welche Protest oder aggressives Handeln verschwenden würden. Im Gegensatz dazu gehen mit der Emotion Ärger oft Protest- oder Angriffsreaktionen einher, vor allem dann, wenn die Wahrscheinlichkeit als hoch wahrgenommen wird, dass man mit Protest oder Angriff eine negative Situation aufheben, verkürzen oder ihr Wiederauftreten verhindern könnte.

Dimension fünf umschreibt die Kausalattribuierung der Situation. Ist die Situation bestimmt von „äußeren Umständen", „anderen Personen" oder von der sich in der Situation befindlichen Person „selbst". Insbesondere lassen sich dadurch die Emotionen Schuld, Reue und Scham (Ursache: eigene Person) von Abneigung, Ärger und Verachtung (Ursache: andere Personen) abgrenzen.

Die **Dimension sechs**, der „Problemtyp", kommt lediglich bei negativen Emotionen zur Anwendung. Diese Dimension erfasst, ob ein Aspekt oder ein Umstand einer Situation deshalb als negativ empfunden wird, weil er funktionell zur (negativen) Situation beiträgt („instrumental") oder weil sein Wesen von Natur aus negativ ist („intrinsisch"). Beispielsweise lässt sich dadurch Schuld von Scham abgrenzen. Bei Schuld geht man davon aus, dass man für ein (negatives) Ereignis verantwortlich ist – man hat etwas Falsches gemacht. Scham geht einen Schritt weiter, in dem man die eigene Minderwertigkeit als Ursache des Problems sieht und nicht nur eine einzelne Handlung. Dem gleichen Prinzip folgen die Unterscheidungen von Ärger (instrumentell – „jemand hat etwas Schlechtes gemacht") und Verachtung (intrinsisch – „jemand ist im Ganzen schlecht") sowie die Differenzierung von Trauer und Frustration (beides instrumentell) von Stress und Ekel (beides intrinsisch).

Unter Einsatz dieser Dimensionen lassen sich relativ exakt insgesamt 17 Emotionen vorhersagen (siehe dazu Abbildung

5). Manche Emotionen können durch bestimmte Dimensionen nicht weiter differenziert werden. Beispielsweise können durch die Dimension 3, die Auftretenswahrscheinlichkeit, die Emotionen Liebe oder Stolz nicht weiter unterteilt werden. Allerdings hat das Modell von Roseman auch offensichtliche Schwächen, welche in Anwendung und Aufgabenkonstruktion berücksichtigt werden müssen. So ergeben sich vor allem aus der alternativen Mehrfacheinschätzung ein und derselben Situation oft Probleme. So könnte eine Person, welche den MedAT nicht bestanden hat, die Ursache in den guten Leistungen seiner MitbewerberInnen (Dimension 5, Ausprägung „andere Personen") sehen und gleichzeitig auch in sich selbst, da er/sie sich nicht ausreichend vorbereitet hat (Dimension 5, Ausprägung „eigene Person"). Es wäre somit nicht klar, ob es sich bei der daraus abzuleitenden Emotion um Ärger (vorausgesetzt man schätzt sein Kontrollpotential der Situation hoch ein) oder um Schuld handelt. Auch erfordert die Emotion „Ärger" eine weitere Adaption. Während im Originalmodell lediglich andere Personen Ärger induzieren konnten (Dimension 5), geht man mittlerweile auch von situativen und intrinsischen Auslösern aus. Auch im MedAT wird angenommen, dass Ärger von widrigen, äußeren Umständen ausgelöst werden kann und somit oft mit Frustration synonym verwendet wird. Ähnlich verhält es sich mit Stolz, welcher auch auf eine emotional verbundene Person übertragen werden kann (Stolz auf sich sein vs. Stolz auf andere sein). Diese Adaptionen sind bei Aufgabenanwendung unbedingt zu beachten.

Es muss in dem Zusammenhang auch erwähnt werden, dass das Modell der Emotionsbewertung nach Roseman nur eine von mehreren kognitiven Bewertungstheorien ist, die den Anspruch erheben, Emotionen aus Situationseinschätzungen herleiten und differenzieren zu können. So gibt es mit der kognitiven Bewertungstheorie nach Scherer (Scherer 1997) einen Ansatz, der dem Modell von Roseman sehr ähnlich ist und ebenfalls Bewertungsdimensionen einsetzt. Die Emotionstheorie nach Arnold (vgl. Arnold & Plutchik 1964) hingegen geht von unterschiedlichen Faktoren aus, welche die Art und die Intensität einer Emotion bestimmen.

Wie bereits erwähnt sind es die (relativ) klaren Regeln des Roseman-Modells, die den Einsatz in Informationstechnologie und Testkonzipierung anbieten. Das ist auch der Grund dafür, dass wir uns entschieden haben, diese Theorie genauer zu erläutern und auf die Aufgabenstellung im MedAT anzuwenden. Allerdings, und dies muss in diesem Zusammenhang hinzugefügt werden, bedarf es einiger marginaler Adaptionen und Ergänzungen der allgemeinen Theorieregeln, um diese auf das Emotionen Erkennen im MedAT erfolgreich anwenden zu können. Insbesondere was die Beeinflussung von Stimmungen (siehe Kapitel 8.1) betrifft, verlangt es nach einem soliden Grundverständnis für die Unterschiede der einzelnen Emotionsbegriffe.

Rosemans Modell der Emotionsbewertung

(deutsche Übersetzung des Originals von Roseman et al., 1996)

Ursache	Auftretens-wahrscheinlichkeit	Positive Emotionen		Negative Emotionen		Kontroll-potential
		Appetetiv	Aversiv	Appetetiv	Aversiv	
Situation	Unerwartet	Überraschung				Nicht vorhanden
	Unsicher	Hoffnung		Angst		Niedrig
	Sicher	Freude	Erleichterung	Trauer	Stress*	Niedrig
	Unsicher	Hoffnung		Frustration		Hoch
	Sicher	Freude	Erleichterung		Ekel	Hoch
Andere Person	Unsicher und sicher	Liebe		Abneigung		Niedrig
				Ärger	Verachtung	Hoch
Eigene Person	Unsicher und sicher	Stolz		Bedauern		Niedrig
				Schuld	Scham	Hoch
				instrumentell	intrinsisch	

Abbildung 6. Rosemans Emotion Appraisal Theory.

* Im englischen Original wird die Emotion als „distress" im Sinne eines negativen Stressempfindens bezeichnet.

9. Anwendung der Emotionsdefinitionen im Emotionen erkennen

Der pragmatische Umstand, dass eine ausführliche Behandlung, Definition und Abgrenzung aller möglichen Emotionsbegriffe aus umfangtechnischen Gründen nicht sinnhaft ist, soll an dieser Stelle thematisiert werden. Höchstwahrscheinlich würde es einen großen Teil der Zeitressourcen einer Bewerberin bzw. eines Bewerbers in Anspruch nehmen, sich die detaillierten Unterschiede und Nuancen aller möglichen Emotionsbegriffe anzueignen. Am Ergebnis der identifizierten 107 Begriffe des linguistischen Ansatzes kann man sich einfach errechnen, dass insgesamt 5671 Paarvergleiche vonnöten wären, wollte man eine vollständige Differenzierung erreichen. Tatsächlich hat es diesbezüglich schon Forschungsbestrebungen gegeben, welche nur bedingt von Erfolg gekrönt waren.

Um diese Schwierigkeiten zu umgehen, soll in diesem Kapitel speziell und konkret auf jene Emotionen eingegangen werden, welche bereits im MedAT eingesetzt wurden. Die folgende Aufstellung beschreibt die verwendeten Emotionsbegriffe in alphabetischer Reihenfolge und definiert essentielle Situationsaspekte, die vorhanden sein müssen, um auf die jeweilige Emotion schließen zu können. Die Aufstellung basiert auf den Erfahrungen und Kenntnissen der letzten Jahre und erhebt keinen Anspruch auf Vollständigkeit. In den kommenden Jahren kann der Pool der verwendeten Begriffe selbstverständlich erweitert werden.

9.1 Verwendete Emotionsbegriffe im MedAT

Angst: eine eher kurzfristige Reaktion auf eine Situation oder ein Ereignis. Unsicherheit über den (eventuell negativen) Ausgang der Situation muss vorhanden sein. Kontrollpotential in der Situation wird als gering eingeschätzt. Angst ist eine angeborene, nicht erlernte Primäremotion. Beispiel: Man begegnet einem gefährlichen Raubtier.

Ärger: eine eher kurzfristige Reaktion auf eine negative, einzelne, konkrete Situation oder ein negatives Ereignis. Kontrollpotential für instrumentelle Ziele wird in der Situation zumeist als hoch eingeschätzt. Auch bei Ärger handelt es sich um eine angeborene, nicht erlernte Primäremotion. Ärger ist nicht gleichzusetzen mit Hass. Hass benötigt Ärger, um sich zu entwickeln und wird oft als intensivere, langanhaltendere Variation des Ärgers verstanden.

Ausgeglichenheit (sich ausgeglichen fühlen): eine längerfristige Emotion, welche relativ schwer kurz- oder mittelfristig durch Ereignisse oder eine bestimmte Situation beeinflusst werden kann. Ein Ereignis muss ein gewisses Maß an subjektiver Relevanz für die Person haben, bevor es diese Emotion auslösen oder beeinflussen kann. Es ist im Aufgabentext unbedingt ein dementsprechender Hinweisreiz erforderlich.

Dankbarkeit: eine Reaktion auf ein konkretes Ereignis bzw. eine Ereigniskette, welche sowohl kurz- als auch langfristig sein könnte. Beispiele hierfür wäre konkrete Hilfe oder Unterstützung von einer Person. In der Regel kann man nur gegenüber anderen Personen dankbar sein. Dankbarkeit gegenüber bestimmten Umständen oder göttlichen Entitäten sollten nicht implizit aus der Situation abgeleitet werden.

Eifersucht: eine eher längerfristige Reaktion auf eine Situation, bei der die Sehnsucht nach der Zuneigung einer oder mehrerer anderer Personen im Mittelpunkt steht. Man „beneidet" andere um die Gunst dieser Person/en. Im Gegensatz zu Neid, welcher objektzentriert ist, geht es hierbei jedoch ausschließlich um die Gunst, Zuneigung, die Loyalität oder Verpflichtung anderer Menschen im Sinne eines erweiterten Besitzbegriffes. Beispiel: Neid auf das Auto des Nachbarn vs. Eifersucht bezogen auf die Frau des Nachbarn.

Entmutigung (sich entmutigt fühlen): eine eher längerfristige Reaktion bzw. Verstimmung, welche oft als Gegenstück zu Zuversicht angesehen wird. Eine (negativ verstimmte) Antizipation des zukünftigen Geschehens ist essentieller Aspekt dieses Begriffes. Ebenso muss ein Ereignis ein gewisses Maß an subjektiver Relevanz für die Person haben, bevor es diese Emotion beeinflussen kann. Es ist im Aufgabentext unbedingt ein dementsprechender Hinweisreiz erforderlich.

Enttäuschung: eine zumeist eher kurzfristige Reaktion auf ein konkretes Ereignis, bei dem ein in Aussicht gestellter positiver Umstand, wider Erwarten, nicht eintritt. Essentieller Bestandteil ist die vorhandene Hoffnung, dass eigentlich etwas Positives eintreten sollte. Enttäuschung wird oft als Synonym für Frustration verwendet. Die zu Beginn vorhandene direkte Hoffnung auf Erfolg ist der Nuancenunterschied zur Frustration, bei der die Hoffnung auf Erfolg eher indirekt durch zahlreiche Versuche entsteht. Frustration wird oft als die „verärgerte" Variante der Enttäuschung beschrieben, während bei Enttäuschung ein Aspekt der Trauer vorhanden ist. Es existieren allerdings keine allgemein anerkannten Differenzierungsmerkmale zwischen Frustration und Enttäuschung. Häufen sich Enttäuschungen bzw. ist die Enttäuschung sehr stark, könnte dies zur Folge haben, dass die eigene Selbstwirksamkeitsüberzeugung sinkt und sich Entmutigung einstellt.

Erleichterung (sich erleichtert fühlen): eine eher kurzfristige Reaktion auf ein konkretes Ereignis, welches einen aversiven Reiz entfernt. Das Einsetzen des Ereignisses wird als sicher angenommen. Beispiel dafür: Ein starker Schmerz wird durch die Einnahme eines Medikamentes gelindert.

Freude: eine zumeist eher kurzfristige Reaktion auf ein konkretes Ereignis, welches motivkonsistent positiv wahrgenommen wird. Man geht davon aus, dass das positive Ereignis eintritt – Auftretenswahrscheinlichkeit wird als hoch eingeschätzt. Dabei ist es jedoch irrelevant, ob das wahrgenommene Kontrollpotential niedrig oder hoch ist. Freude wird als angeborene, nicht erlernte Primäremotion bezeichnet und kann, abhängig von der Ursache, unterschiedliche Formen annehmen (Bsp.: Mitfreude oder Schadenfreude).

Frustration: stellt eine negative Emotion mit direkt wahrgenommenem instrumentellem Kontrollpotential dar. Beispiel für Frustration: Man scheitert bei mehreren wichtigen Tests, obwohl man sich andauernd Mühe gibt und viel lernt. Frustration wird oft als Synonym für Enttäuschung verwendet und unterscheidet sich nur in kleinen Details davon. Die Hoffnung auf Erfolg entsteht eher indirekt durch zahlreiche Versuche bzw. die Mühe, die man sich gibt. Es existieren allerdings keine allgemein anerkannten Differenzierungsmerkmale zwischen Frustration und Enttäuschung. Enttäuschung wird oft als die „traurige" Variante der Frustration beschrieben, während bei Frustration nicht selten ein Ärgeraspekt eine Rolle spielt. Häufen sich Frustrationen bzw. ist die Frustration sehr stark, könnte dies zur Folge haben, dass die eigene Selbstwirksamkeitsüberzeugung sinkt und sich Entmutigung einstellt.

Glück (sich glücklich fühlen): eine positive Emotion, welche durch Ereignisse oder eine bestimmte Situation ausgelöst wird. Ein Ereignis muss ein gewisses Maß an subjektiver Relevanz für die Person haben, bevor es diese Emotion auslösen oder beeinflussen kann. Es ist im Aufgabentext unbedingt ein dementsprechender Hinweisreiz erforderlich. Glücklich sein wird oft als Synonym für Zufriedenheit und Freude verwendet, wobei sich Glück und Freude eher als direkte Reaktion auf etwas Positives einstellen, während Zufriedenheit eine kognitive Bewertung der Gesamtsituation als Basis hat.

Hoffnung: eine positive Emotion, welche durch die Erwartungshaltung an ein bestimmtes, positives Ereignis entsteht. Unsicherheit über den Ausgang der Situation muss als Basisaspekt vorhanden sein.

Liebe: eine längerfristige Emotion, welche relativ schwer kurz- oder mittelfristig durch Ereignisse oder eine bestimmte Situation beeinflusst werden kann. Liebe wird als angeborene, nicht erlernte Emotion klassifiziert. Man kann davon ausgehen, dass Liebe naturbedingt in bestimmten, sehr vertrauten Beziehungen auftritt, also sich implizit aus der Beziehung ergibt. Beispiel: Die Liebe einer Mutter zu ihrem Kind. Zuneigung wird als weniger intensive Form der Liebe definiert. Ein Ereignis bzw. eine Situation muss ein gewisses Maß an subjektiver Relevanz für die Person haben, bevor es diese Emotion beeinflussen kann. Es ist im Aufgabentext unbedingt ein dementsprechender Hinweisreiz erforderlich.

Mitleid: eine oft als negativ wahrgenommene Emotion, die als gefühlsmäßige Anteilnahme an der negativen Situation eines anderen Menschen definiert wird. Mitleid ist eine Voraussetzung für Gefühlsübertragungen von anderen Personen. Leidet die andere Person durch die Situation, kann beispielsweise Trauer übertragen werden. Die Person, für die man Mitleid empfindet, muss ein gewisses Maß an Relevanz haben, um diese Emotion zu ermöglichen – die Person darf nicht irrelevant sein.

Motivation (sich motiviert fühlen): wird im MedAT oft in Kombination mit einer Herausforderung verwendet – „man fühlt sich motiviert und herausgefordert". Dieses Emotionenpaar würde sich dann als Reaktion auf eine Situation ergeben, wenn der/die ProtagonistIn etwas Relevantes erreichen möchte, für das ein gewisser Aufwand vonnöten wäre. Beispiel: Man will unbedingt einen schweren Test bestehen und ist bereit dafür einiges an Anstrengung auf sich zu nehmen.

Neid: eine Reaktion auf eine Situation, in der die Sehnsucht nach dem Besitz eines Objektes oder von Privilegien, die anderen Personen gehören oder zur Verfügung stehen, im Vordergrund steht. Im Gegensatz zu Eifersucht, welche personenzentriert ist, geht es hierbei jedoch um Gegenstände, Umstände oder Begünstigungen. Beispiel: Neid auf das Auto des Nachbarn vs. Eifersucht bezogen auf die Frau des Nachbarn.

Reue: eine Reaktion auf ein konkretes, negatives Ereignis bzw. auf eine negative Situation, bei der man überzeugt ist, dass man deren Ausgang mit einer anderen, besseren Handlungsweise hätte abwenden können. Der Fehler wird direkt der eigenen Handlung in diesem konkreten Kontext zugeschrieben und nicht der kompletten, eigenen Person als Ganzem (Abgrenzung zur Scham). Man wünscht sich, man hätte anders gehandelt. Abzugrenzen davon ist die oft als Synonym verwendete Schuld, bei der man sich lediglich verantwortlich für ein negatives Ereignis oder eine negative Situation fühlt. Reue ist sozusagen eine Erweiterung der Schuld.

Scham: eine negative Reaktion auf eine Situation, bei der man sich selbst als verantwortlich ansieht. Der Fehler wird intrinsisch attribuiert, also auf die „Fehlerhaftigkeit" der eigenen Gesamtperson. Das Fehlverhalten muss in der Regel von Dritten beobachtet werden. Diese externe Bewertung kann Scham auslösen. Man ist der Überzeugung, dass man geltende Ansprüche, Normen oder Erwartungen nicht erfüllen kann. Beispiel: „Ich habe in der Situation falsch gehandelt, weil ich die Situation schlecht eingeschätzt habe." vs. „Ich habe falsch gehandelt, weil ich generell eine schlechte Person bin."

Schuld: eine Reaktion auf ein konkretes, negatives Ereignis bzw. auf eine negative Situation, bei der man sich selbst als verantwortlich ansieht. Der Fehler wird, wie bei Reue, direkt auf das eigene Handeln zurückgeführt. Auch hier grenzt die Attribution auf das Handeln die Schuld von Scham ab, bei der der Fehler auf die eigene Person zurückgeführt wird.

Sorge: basiert auf dem Versuch, den Ausgang einer Situation oder eines Ereignisses zu antizipieren. Unsicherheit über den (eventuell negativen) Ausgang der Situation muss vorhanden sein. Grundsätzlich wird Sorge als eine negative Emotion wahrgenommen, wobei der Leidensruck durch die Abschätzung des negativen Ausganges entsteht und nicht durch die negative Situation selbst.

Stolz: eine Reaktion auf ein konkretes, positives Ereignis bzw. auf eine positive Situation, bei der man sich selbst oder andere, emotional relevante Personen als verantwortlich ansieht. So kann man stolz auf sich selbst und seine eigenen Leistungen, aber auch stolz auf andere Personen und deren Leistungen sein (diskutierter Kritikpunk am Roseman-Modell, welches diese Möglichkeit in der Ursachendimension nicht erfasst).

Trauer: eine Reaktion auf ein konkretes Ereignis, welches motivinkonsistent und negativ wahrgenommen wird. Ein positiver Aspekt geht verloren bzw. wird genommen. Man schätzt das Eintreten des negativen Ereignisses als sicher ein, während das eigene wahrgenommene Kontrollpotential niedrig oder nicht vorhanden ist. Trauer wird als angeborene, nicht erlernte Primäremotion bezeichnet (Beispiel: Trauer aufgrund des Todes eines Familienmitglieds).

Überraschung: eine kurzfristige, emotionale Reaktion auf ein konkretes Ereignis, welches vorher nicht antizipiert wurde. Sie gilt als Primäremotion und kann grundsätzlich eine positive und eine negative Prägung haben. Im deutschsprachigen Raum wird die negative Überraschung oft mit dem Begriff „Schreck" synonym behandelt.

Zuversicht (sich zuversichtlich fühlen): eine eher längerfristige Reaktion bzw. Emotion, welche oft als Gegenstück zu Entmutigung angesehen wird. Eine positive Antizipation der Zukunft ist essentieller Aspekt dieses Begriffes. Ebenso muss ein Ereignis ein gewisses Maß an subjektiver Relevanz für die Person haben, bevor es diese Emotion auslösen oder beeinflussen kann. Es ist im Aufgabentext unbedingt ein dementsprechender Hinweisreiz erforderlich.

Zufriedenheit (sich zufrieden fühlen): eine zumeist länger-fristige positive Emotion, welche auf einer kognitiven Bewer-tung einer Situation aufbaut. Relevante Erwartungen an eine Situation und das letztendliche Ergebnis werden miteinander verglichen. Ergibt der Vergleich ein zufriedenstellendes Er-gebnis, erhöht sich die Wahrscheinlichkeit, dass sich Zufrie-denheit einstellt. Zufriedenheit mit der Gesamtsituation hängt zumeist von mehreren Ereignissen und deren subjektiver Re-levanz ab. In der Regel kann diese Emotion kurz- oder mittel-fristig nur bedingt geändert werden.

9.2 Grundlegende Bearbeitungshinweise

Vor allem sind es die vielen, in unterschiedlichen Theorien oft verschieden definierten Emotionsbegriffe, welche die Aufga-benstellung des Emotionen Erkennens „anspruchsvoll" gestal-ten. Doch auch auf Aufgabenstrukturebene finden sich zahl-reiche Stolpersteine, die wertvolle Punkte kosten könnten. Aus den Erfahrungen und Rückmeldungen von MedAT-TeilnehmerInnen konnten einige konkrete Bearbeitungshin-weise erstellt werden. Diese sollen im folgenden Teil kompakt zusammengefasst werden.

Überinterpretationen vermeiden

Eine der Hauptfehlerquellen im gesamten Subtest. Wie bereits im allgemeinen Theorieteil ausgeführt, wäre es höchstwahr-scheinlich erfolgversprechender, sich nicht die Frage zu stel-len: „Wie würde ich mich in dieser Situation fühlen?", sondern „Wie würde sich der Großteil der Menschen in dieser Situati-on fühlen?". Subjektive Erfahrungswerte und individuelle Charaktereigenschaften beeinflussen die Wahrnehmung von Situationen und somit auch die dadurch ausgelösten Emotio-

115

nen. Testaufgaben und Musterlösungen orientieren sich an Mittelwerten, also den Ergebnissen einer Vielzahl von ProbandInnen. Auch sollte Abstand davon genommen werden, zu weitreichende, offensichtlich logisch erscheinende Schlussfolgerungen aus dem Text zu ziehen. Ein prominentes Beispiel für eine derartige „Fehleinschätzung" findet sich in den offiziellen Übungsbeispielen. Man würde es, als durchschnittlich medienkompetente Person, höchstwahrscheinlich als einen eigenen konkreten Fehler betrachten und Reue empfinden, wenn man keine regelmäßigen Sicherungskopien eines wichtigen Dokuments anfertigt und der Computer dann abstürzt. Nicht so der Protagonist in jenem dramatischen Übungsbeispiel des VMC – „Aus der Beschreibung der Situation geht nicht klar hervor, dass er etwas anders hätte machen können" (vgl. VMC Untertest Emotionen Erkennen, 2018). Es ist somit ratsam, konservativ bei den Interpretationen zu sein und sich immer auf konkrete Textinhalte der Situationsbeschreibung beziehen zu können, auch wenn dadurch eigene, subjektive Überzeugungen und Wahrnehmungen an Relevanz verlieren.

Zeitlimit nicht unterschätzen

Zehn Situationsbeschreibungen mit jeweils vier bis zehn Sätzen und fünf dazugehörige Auswahloptionen innerhalb eines fünfzehnminütigen Bearbeitungsfensters bedeuten im Durchschnitt 1,5 Minuten Zeit pro Aufgabe. Vor allem kann dieses Zeitlimit dann zum Problem werden, wenn mehrere Male Unsicherheit zwischen ähnlichen Emotionsbegriffen auftritt. Die Ratewahrscheinlichkeit, also die Wahrscheinlichkeit, rein zufällig die richte Antwort zu raten, beträgt pro Emotion a priori 50% (zwei gegebene Möglichkeiten). Des Weiteren führen keine Antworten ebenso dazu, dass kein Punkt vergeben wird. Das bedeutet, bevor das Zeitlimit endet und keine Antworten getroffen bzw. keine Kreuze gesetzt werden, sollte man willkürlich raten. Die Wahrscheinlichkeit, bei einer kompletten Aufgabe alle fünf Emotionen richtig zu erraten, liegt zwar nur bei 1 zu 32, verdoppelt sich allerdings für jede zuvor ausgeschlossene oder richtig erkannte Emotion. Trotzdem sollte auf ein gewisses Mindestmaß an Bearbeitungsgenauigkeit nicht verzichtet werden, da das bisherig verwendete Antwortsystem Fehler rigoros mit einem Punkteverlust „bestraft" hat.

Situationsbeschreibung genau lesen

Was sich offensichtlich logisch anhört, ist in der Prüfungssituation oft nicht einfach, insbesondere dann, wenn Nervosität und Stress mit eine Rolle spielen. Emotionsbegriffe unterscheiden sich teilweise nur durch minimale Nuancen voneinander. Dementsprechend ist es wichtig, die Textinhalte genau und sinnerfassend aufnehmen zu können. Manche TeilnehmerInnen berichteten, sich bei den Aufgaben dann leichter getan zu haben, wenn sie vor der Situationsbeschreibung die zur Verfügung stehenden Emotionen kurz überflogen haben, um dann konkret nach Hinweisen zu diesen Emotionen im Text zu suchen. Diese Herangehensweise erfordert natürlich ein grundlegendes Verständnis für die unterschiedlichen Emotionsbegriffe und deren Hinweisreize. Es wird empfohlen, diese Strategie vor einem MedAT-Einsatz an Beispielen zu testen und zu üben.

Keine Antwortmuster verwenden

Leider muss an dieser Stelle tatsächlich auf die Ungültigkeit von vorab postulierten Antwortmustern verwiesen werden. Im Jahr 2017 richteten sich etliche TestteilnehmerInnen an ein sehr spezifisches System, welches besagte, dass jeweils nur zwei Emotionen eher wahrscheinlich sein können. Ursache für diese Schlussfolgerung war der Umstand, dass die beiden, damals zur Verfügung stehenden, offiziellen Übungsbeispiele zufällig dieses Antwortmuster aufwiesen. Der Ursprung dieser Fehlinformation konnte nie ermittelt werden. Dieses Antwortmuster kostete vielen BewerberInnen etliche Punkte, da schon eine einzelne Falschzuweisung ausreichte, um den kompletten Punkt dieser Aufgabe nicht zu erhalten. Leider kamen in der jüngeren Vergangenheit des MedAT solche Fehlinformationen öfters vor mit teils ebenso gravierenden Auswirkungen. Grundsätzlich wird geraten, im Hinblick auf Informationen, welche über das veröffentlichte Material der Universitäten hinausgehen, vorsichtig zu sein und die Quellen zu prüfen, insbesondere dann, wenn der Testteil zuvor noch nicht durchgeführt wurde und derartige weitreichende Aussagen getroffen werden.

Konservatives Maß bei der Zuweisung von Stimmungen

Länger anhaltende Stimmungen (Beispiele: Ausgeglichenheit, Zuversicht, Zufriedenheit) können kurz- und mittelfristig durch ein einzelnes Ereignis oder eine Situation nur dann beeinflusst werden, wenn dieses eine unmittelbare Relevanz für die jeweilige Stimmung hat. Ein Ereignis mag bei einer Person zwar Freude auslösen, doch dadurch ergibt sich nicht zwingend, dass die Person grundsätzlich nun auch mit der Gesamtsituation zufrieden ist oder nun zuversichtlich in die Zukunft blickt. Oft fehlen Informationen über aktuelle Stimmungen im Beschreibungstext. Natürlich wäre es denkbar, dass aufgrund eines positiven Ereignisses sich nun auch die aktuelle Stimmung ändert; dies verlangt in den Situationsbeschreibungen aber nach einer konkreten Information dazu. Es wird daher geraten eher konservativ zu sein, was die Zuweisung von Stimmungen oder länger andauernden Emotionszuständen betrifft.

9.3 Angewandte Übungsbeispiele

Die Analyse der im Aufgabentext beschriebenen Situationen erfordert nicht nur ein gutes Verständnis für die unterschiedlichen Emotionsbegriffe, sondern auch ein gewisses Maß an Erfahrung mit den Anforderungen der Aufgabenstellung. Übung und Expertise mit testnahen Aufgaben stellen, besonders im Hinblick auf Fehleinschätzungen, welche durch eine zu subjektive Überinterpretation entstehen können, einen wichtigen Faktor dar. Die nachfolgenden Beispiele sollen veranschaulichen, wie die verschiedenen Emotionsbegriffe im MedAT verwendet werden und welche Probleme sich aus zu weitreichenden Implikationen ergeben können.

Beispiel A:

Markus ist mit seinen Freunden auf dem Weg zum Konzert seiner Lieblingsband. Am Eingang wird ihm jedoch gesagt, dass das Ticket, das er sich im Internet gekauft hat, nicht gültig ist. Die Tickets seiner Freunde sind anscheinend in Ordnung. Markus hat sich schon lange auf dieses Konzert gefreut und nun muss er mit ansehen, wie seine Freunde ohne ihn den Eingang passieren. Wie fühlt sich Markus in dieser Situation?

	eher wahr- scheinlich	eher unwahr- scheinlich
A. Er ist eifersüchtig.	☐	☐
B. Er ist enttäuscht.	☐	☐
C. Er schämt sich.	☐	☐
D. Er ist entmutigt.	☐	☐
E. Er ist neidisch.	☐	☐

Lösungserklärung zu Beispiel A:

Aussage A: „Er ist eifersüchtig" ⟶ eher unwahrscheinlich

Eifersucht wird definiert durch die Sehnsucht nach anderen Menschen. Man könnte zwar argumentieren, dass die Bandmitglieder ja auch Menschen sind, doch ist das Objekt der Begierde ein gültiges Ticket und die damit verbundene Teilnahme am Konzert und nicht die Gunst oder Zuneigung der Bandmitglieder.

Aussage B: „Er ist enttäuscht" ⟶ eher wahrscheinlich

Markus hat sich auf das Konzert gefreut. Dieses positive Ereignis wurde ihm nun vorenthalten bzw. genommen. Es ist daher anzunehmen, dass er enttäuscht ist.

Aussage C: „Er schämt sich" ⟶ eher unwahrscheinlich

Aus der Situation geht nicht eindeutig hervor, warum Markus sich schämen sollte. Es gibt keine konkreten Informationen dazu, warum Markus der Meinung sein sollte, dass er selbst bzw. die Minderwertigkeit seiner eigenen Person die Ursache dafür ist.

Aussage D: „Er ist entmutigt" ⟶ eher unwahrscheinlich

Aus der Situation geht nicht eindeutig hervor, warum Markus entmutigt sein sollte. Entmutigung ist mehr als Enttäuschung und folgt meist einer Kette an Enttäuschungen. Entmutigung lässt zukünftiges Geschehen pessimistisch einschätzen. Seine aktuelle Situation oder seine etwaige Zukunft wird nicht beschrieben. Natürlich könnte diese Enttäuschung die sein, die Entmutigung auslöst, doch das Abschätzen dieses Umstandes würde konkrete Hinweise im Text erforderlich machen.

Aussage E: „Er ist neidisch" ⟶ eher wahrscheinlich

Markus beneidet seine Freunde um ihre Tickets und damit um die Teilnahme an dem Konzert. Es handelt sich um eine objektzentrierte Begierde, auch wenn die Mitglieder der Band Menschen sind und die Sehnsucht nach Menschen Eifersucht induzieren könnte.

Beispiel B:

Susanne ist vor zwei Wochen beim Spazierengehen plötzlich zusammengebrochen. Sie wurde sofort ins nächstgelegene Krankenhaus gebracht, wo man bei ihr eine schwerwiegende Herzkrankheit feststellte. Sie leidet seitdem unter starken Schmerzen. Heute soll ein neues Medikament getestet werden, dass vor allem eine starke Schmerzlinderung verspricht. Und tatsächlich – Susanne nimmt das Medikament gut auf und ihr Schmerzempfinden bessert sich zunehmend. Wie fühlt sich Susanne in dieser Situation?

	eher wahr-scheinlich	eher unwahr-scheinlich
A. Sie ist überrascht.	☐	☐
B. Sie ist erleichtert.	☐	☐
C. Sie ist dankbar.	☐	☐
D. Sie ist zuversichtlich.	☐	☐
E. Sie ist ausgeglichen.	☐	☐

Lösungserklärung zu Beispiel B:

Aussage A: „Sie ist überrascht" $\longrightarrow$ eher unwahrscheinlich

Wie es dem Text zu entnehmen ist, kam die Wirkung des Medikaments nicht vollkommen unerwartet. Die Einnahme eines Medikaments impliziert automatisch auch die Erwartung einer Wirkung, welche, im Umkehrschluss, auch den Grund für die Einnahme darstellt. Dementsprechend kann es sich hierbei nicht um eine Überraschung handeln. Achtung: Die Aussage bezieht sich auf die Erwartungshaltung gegenüber dem Medikament und nicht auf den Kollaps vor zwei Wochen, welcher höchstwahrscheinlich für Susanne überraschend war.

Aussage B: „Sie ist erleichtert" $\longrightarrow$ eher wahrscheinlich

Ein aversiver Reiz, in Form des Schmerzes, wird durch die Wirkung des Medikaments genommen, somit ist es sehr wahrscheinlich, dass sich Susanne erleichtert fühlt. Auch hier ist die Aussage direkt auf die Einnahme des Medikaments bezogen und nicht auf den Gesamtzustand von Susanne.

Aussage C: „Sie ist dankbar" $\longrightarrow$ eher unwahrscheinlich

Auch wenn es implizit natürlich denkbar wäre, dass Susanne ihren ÄrztInnen, die ihr das Medikament verschrieben haben, ihrer Familie, die sie vielleicht unterstützt hat, oder gar dem Pharmakonzern, welcher das Medikament entwickelt hat, dankbar ist, fehlen konkrete Hinweisreize dazu im Beschreibungstext.

Aussage D: „Sie ist zuversichtlich"$\longrightarrow$ eher unwahrscheinlich

Die Situationsbeschreibung lässt keine Schlüsse auf die zukünftige Entwicklung von Susannes Gesundheitszustand zu.

Das Medikament behandelt lediglich die Schmerzsymptome, verspricht aber keine Heilung. Auch erfährt man nicht, wie Susanne die Dinge sieht und ob der Umstand der Schmerzlinderung durch das Medikament ausreicht, damit sie, trotz ihrer Krankheit, optimistisch in die Zukunft blicken kann. Es fehlen dazu weitere konkrete Informationen.

Aussage E: „Sie ist ausgeglichen" → eher unwahrscheinlich

Für eine mögliche Ausgeglichenheit von Susanne fehlen im Text konkrete Informationen. Des Weiteren ist es eher anzunehmen, dass ihr derzeitiger Gesundheitszustand im Durchschnitt eher keine Ausgeglichenheit induzieren kann, selbst wenn das Schmerzmedikament Wirkung zeigt.

10. Übungsaufgaben zum Emotionen Erkennen

Ziel dieses Kapitels soll es sein, dass die im Theorieteil vermittelten Inhalte praktisch angewandt und geübt werden können. Nachfolgend findet sich eine Reihe von Übungsaufgaben zum Emotionen Erkennen.

Lesen Sie die Situationsbeschreibungen genau durch und versuchen Sie Überinterpretationen zu vermeiden. Berücksichtigen Sie die vorgestellten grundlegenden Bearbeitungshinweise und versuchen Sie sich, so exakt als möglich, an die Definitionen der einzelnen Emotionsbegriffe zu halten. Wie bereits zuvor beschrieben, kann es hilfreich sein, sich zuerst die zur Auswahl stehenden Emotionsbegriffe und erst danach den Beschreibungstext durchzulesen, um gezielt nach Hinweisreizen zu den einzelnen Emotionen zu suchen. Die Übungsbeispiele bieten sich gut dazu an, unterschiedliche Herangehensweisen auszuprobieren. In Kapitel 13.2 finden Sie die dementsprechenden Musterlösungen. Bei Verständnisproblemen und zur besseren Nachvollziehbarkeit der Lösungen wird empfohlen, die dementsprechenden Definitionen und Theorien der vorangegangenen Kapiteln heranzuziehen.

Marianne spielt seit vielen Jahren regelmäßig Lotto und hat aber bisher noch nie mehr als 50€ gewonnen. Sie weiß, dass ihre beste Freundin nur Lotto spielt, wenn es einen sehr hohen Jackpot gibt. In einem Telefonat erfährt sie von ihrer Freundin, dass diese einen Gewinn in Höhe von 3.000€ mit dem letzten Schein erhalten hat. Marianne findet dies ungerecht und hätte den Gewinn viel lieber für sich selbst gehabt. Außerdem überlegt sie schon länger mit dem Spielen aufzuhören, da sie augenscheinlich keinen Erfolg hat. Wie fühlt sich Marianne in dieser Situation?

	eher wahr-scheinlich	eher unwahr-scheinlich
A. Sie ist neidisch.	☐	☐
B. Sie ist frustriert.	☐	☐
C. Sie ist eifersüchtig.	☐	☐
D. Sie ist zuversichtlich.	☐	☐
E. Sie freut sich.	☐	☐

<u>Übungsaufgabe 2</u>

Toni geht jeden Abend mit seinem Hund eine Runde im Wald
hinter dem Elternhaus spazieren. Als er heute gerade auf dem
Heimweg ist, hört er ein ungewöhnliches Geräusch wenige
Meter von sich entfernt. Spontan muss er an einen Artikel
über Wölfe denken, die nicht weit von seinem Dorf gesichtet
wurden. Auch sein Hund verhält sich untypisch und wirkt sehr
aufgeregt. Wie fühlt sich Toni in dieser Situation?

	eher wahr- scheinlich	eher unwahr- scheinlich
A. Er ärgert sich.	☐	☐
B. Er bereut etwas.	☐	☐
C. Er hat Angst.	☐	☐
D. Er schämt sich.	☐	☐
E. Er fühlt sich schuldig.	☐	☐

Lisa war gestern auf einer Semesterparty und hat, wie alle anderen, auch sehr viel Alkohol getrunken. Sie achtet üblicherweise immer sehr darauf, was andere Menschen von ihr halten, aber gestern hat ihr wohl der Alkohol einen Strich durch die Rechnung gemacht. Sie kann sich kaum an den Abend erinnern. Heute Morgen wacht sie dann, zu allem Überfluss, in einer fremden Wohnung auf. So etwas ist ihr noch nie passiert. Als sie einen Blick auf den Wecker wirft, wird ihr klar, dass ihr heutiges Seminar in Kürze beginnt. Da keine Zeit mehr bleibt nach Hause zu fahren und sich umzuziehen, muss sie wohl mit der Kleidung von gestern das heutige Seminar besuchen und sich den Fragen ihrer Freunde stellen. Wie fühlt sich Lisa in dieser Situation?

	eher wahrscheinlich	eher unwahrscheinlich
A. Sie ekelt sich.	☐	☐
B. Sie ist überrascht.	☐	☐
C. Sie schämt sich.	☐	☐
D. Sie hat Angst.	☐	☐
E. Sie freut sich.	☐	☐

Übungsaufgabe 4

Johannes fährt für gewöhnlich täglich mit dem Fahrrad zur
Arbeit. Er hängt sehr an seinem Fahrrad und achtet darauf, es
gut instand zu halten, da er es von seinem Vater geschenkt
bekommen hat. Aufgrund seines verspäteten Aufstehens hat
es Johannes heute sehr eilig. Deshalb wird das Fahrrad nicht
wie üblich abgesperrt, sondern einfach nur schnell neben dem
Büro abgestellt. Als er zurückkommt, muss Johannes feststellen, dass sein Fahrrad nicht mehr da ist. Wie fühlt sich Johannes in dieser Situation?

	eher wahr- scheinlich	eher unwahr- scheinlich
A. Er bereut etwas.	☐	☐
B. Er fühlt Verachtung.	☐	☐
C. Er fühlt sich schuldig.	☐	☐
D. Er ist überrascht.	☐	☐
E. Er ärgert sich.	☐	☐

Hannah hat ihr gesamtes erspartes Geld in ein hervorragendes Pferd gesteckt, um in Zukunft groß im Rennsport herauszukommen. Sie hat eine hervorragende Trainerin und das Pferd eine vielversprechende Abstammung. Sie erwartet viel von ihrem Pferd. Hannah rechnet damit, dass sie bald ganz oben bei den Profis mitreiten kann. Im Training verletzt sich das Pferd allerdings und der Tierarzt prognostiziert, dass dieses Pferd nie wieder im großen Sport laufen wird. Wie fühlt sich Hannah in dieser Situation?

	eher wahr-scheinlich	eher unwahr-scheinlich
A. Sie liebt ihr Pferd.	☐	☐
B. Sie empfindet Mitleid.	☐	☐
C. Sie ist traurig.	☐	☐
D. Sie ist hoffnungsvoll.	☐	☐
E. Sie ist enttäuscht.	☐	☐

Übungsaufgabe 6

Luisa ist Mutter von 4 Kindern. Sie und ihr Mann arbeiten seit Jahren hart, um ihren Kindern jeden Wunsch zu erfüllen. Zum 18. Geburtstag wünscht sich Luisas älteste Tochter ein Auto. Da Luisas Firma aber gerade Stellen abbaut, hat Luisa vor kurzem ihren Job verloren und ist gerade auf Arbeitssuche. Bis jetzt hat sie noch keinen neuen Job gefunden und daher muss das Paar mit dem Erspartem und dem Gehalt des Ehemanns gut haushalten, um die Familie zu ernähren. Im Freundeskreis ihrer Tochter bekommen allerdings fast alle Teenager ein Auto zum 18. Geburtstag und Luisa weiß, dass ihre Tochter sehr enttäuscht sein wird, wenn sie kein Auto bekommt. Luisa weiß nicht, wie sie dieses Problem lösen soll. Wie fühlt sich Luisa in dieser Situation?

	eher wahr- scheinlich	eher unwahr- scheinlich
A. Sie ist traurig.	☐	☐
B. Sie empfindet Mitleid.	☐	☐
C. Sie fühlt sich schuldig.	☐	☐
D. Sie bereut etwas.	☐	☐
E. Sie liebt ihre Kinder.	☐	☐

Übungsaufgabe 7

Theresa hatte eine Mitschülerin in ihrer Klasse, die sie immer wieder gemobbt hat. Dies beeinträchtigte ihre Lebensqualität merklich. Nun erfährt sie, dass diese Mitschülerin nicht in die nächste Klasse versetzt wird, da deren Noten zu schlecht sind. Das bedeutet, Theresa muss ihre Mitschülerin im nächsten Schuljahr nicht mehr täglich begegnen und alle anderen Mitschüler sind sehr nett. Wie fühlt sich Theresa in dieser Situation?

	eher wahrscheinlich	eher unwahrscheinlich
A. Sie ist herausgefordert und motiviert.	☐	☐
B. Sie ist ausgeglichen.	☐	☐
C. Sie ist mit ihrem Leben zufrieden.	☐	☐
D. Sie ist glücklich.	☐	☐
E. Sie ist erleichtert.	☐	☐

Frank hat am Wochenende ein Mädchen beim Ausgehen kennengelernt. Da sie sich beide sehr sympathisch waren, haben sie sich auf ein Date verabredet. Das hat er sich schon lange gewünscht und da Frank lange kein Date mehr hatte, ist er etwas aufgeregt. Er hat sich ein neues Outfit gekauft, um einen guten Eindruck zu machen und freut sich schon sehr auf den Abend. Wie fühlt sich Frank in dieser Situation?

	eher wahr-scheinlich	eher unwahr-scheinlich
A. Er ist stolz.	☐	☐
B. Er liebt das Mädchen.	☐	☐
C. Er ist zuversichtlich.	☐	☐
D. Er ist dankbar.	☐	☐
E. Er fühlt sich glücklich.	☐	☐

Übungsaufgabe 9

Carlos hat gerade sein Traumauto gesehen, welches gerade zu einem wirklich günstigen Preis zum Verkauf steht. Da er aber gerade umgezogen ist und sich ebenfalls einen neuen Fernseher gekauft hat, ist das Geld etwas knapp. Daher möchte er schnell einen Kredit bei der Bank aufnehmen, damit ihm niemand dieses gute Angebot vor der Nase wegschnappen kann. Die Bank lehnt aber seinen Kreditantrag ab, da er kein regelmäßiges Einkommen hat. Wie fühlt sich Carlos in dieser Situation?

	eher wahrscheinlich	eher unwahrscheinlich
A. Er ist zuversichtlich.	☐	☐
B. Er ist erleichtert.	☐	☐
C. Er hat Angst.	☐	☐
D. Er ist besorgt.	☐	☐
E. Er schämt sich.	☐	☐

Silvia ist unterwegs zu einem wichtigen Meeting und hat es sehr eilig. Sie hat sich die vergangenen Wochen sehr intensiv darauf vorbereitet und freut sich darauf, die Präsentation ihren Kolleg/innen und ihrem Chef vorzuführen. Sie ist schon etwas spät dran, als ihr auffällt, dass sie ihren Laptop mit der Präsentation darauf vergessen hat. Die Zeit, den Laptop zu holen, hat sie nicht mehr und muss ihre Präsentation nun ohne Hilfsmittel halten. Wie fühlt sich Silva in dieser Situation?

	eher wahr- scheinlich	eher unwahr- scheinlich
A. Sie ist verärgert.	☐	☐
B. Sie bereut etwas.	☐	☐
C. Sie ist entmutigt.	☐	☐
D. Sie ist ängstlich.	☐	☐
E. Sie schämt sich.	☐	☐

Übungsaufgabe 11

Ninas Mutter wurde von ihrem Ehemann verlassen, als Nina noch ein kleines Kind war. Die Mutter hatte Nina ganz alleine und ohne viel Unterstützung ihrer Familie aufgezogen. Beide mussten deshalb teilweise sehr schwierige Zeiten durchmachen. Doch die vielen Entbehrungen ließen ihre Beziehung zueinander stark werden und förderten den Zusammenhalt der beiden. Nun plant Nina ihrer Mutter zum Geburtstag ein besonderes Geschenk zu machen und bucht für sie eine Kreuzfahrt. Als sie ihrer Mutter allerdings den Gutschein überreicht, erzählt ihr die Mutter, dass sie auf einem Boot sofort seekrank wird und deshalb die Reise nicht antreten kann. Wie fühlt sich Nina in dieser Situation?

	eher wahr- scheinlich	eher unwahr- scheinlich
A. Sie ist entmutigt.	☐	☐
B. Sie empfindet Mitleid.	☐	☐
C. Sie ist enttäuscht.	☐	☐
D. Sie liebt ihre Mutter.	☐	☐
E. Sie freut sich.	☐	☐

Übungsaufgabe 12

Erika fliegt mit ihrer Schulklasse, im Rahmen eines Sprachaufenthalts, nach England. Schon lange hatte sie sich auf die Reise gefreut und kann es kaum erwarten mit ihren Freunden gemeinsam das Land zu erkunden. Am Flughafen angekommen, verweigern ihr die Behörden die Ausreise. Anscheinend ist ihr Pass ungültig und der Chip, der sich in dem Dokument befindet, defekt. Sie kann sich den Fehler nicht wirklich erklären. Wie fühlt sich Erika in dieser Situation?

	eher wahr- scheinlich	eher unwahr- scheinlich
A. Sie ist entmutigt.	☐	☐
B. Sie fühlt Verachtung.	☐	☐
C. Sie fühlt sich schuldig.	☐	☐
D. Sie schämt sich.	☐	☐
E. Sie ist verärgert.	☐	☐

Maria ist eine talentierte Auszubildende in einem großen, international tätigen Handelsunternehmen. Durch ihre Disziplin und ihr Selbstvertrauen konnte sie sich schon vorzeitig eine Fixanstellung sichern. In ihrer Ausbildungszeit hatte sie nur Bestnoten und geht nun, gut vorbereitet und zuversichtlich, zu den letzten Abschlussprüfungen. Wie erwartet meistert sie diese mit Auszeichnung und schließt als Jahrgangsbeste die Ausbildung ab. Am nächsten Arbeitstag wird mit Applaus in ihrer Abteilung empfangen, wo alle ihre KollegInnen bereits mit einer großen Torte auf sie warten. Wie fühlt sich Maria in dieser Situation?

	eher wahr- scheinlich	eher unwahr- scheinlich
A. Sie ist ausgeglichen.	☐	☐
B. Sie ist hoffnungsvoll.	☐	☐
C. Sie freut sich.	☐	☐
D. Sie ist stolz.	☐	☐
E. Sie erleichtert.	☐	☐

Karla und Heinz sind seit fünf Jahren verheiratet und haben zwei Töchter. Seit längerer Zeit haben die beiden Eheprobleme. Vor allem ist es die Spielsucht von Karla, die immer wieder zu Streit geführt hat. Heinz hat die Hoffnung, dass Karla sich ändert schon seit einiger Zeit aufgegeben. Die beiden hatten sich schon mehrere Male getrennt, aber sich dann immer wieder, wegen ihrer gemeinsamen Kinder, versucht zu vertragen. Nun hat Karla an nur einem Abend ihr komplettes Vermögen verspielt und die Familie steht dem finanziellen Ruin gegenüber. Wie fühlt sich Heinz in dieser Situation?

	eher wahr-scheinlich	eher unwahr-scheinlich
A. Er bereut etwas.	☐	☐
B. Er ist verärgert.	☐	☐
C. Er ist entmutigt.	☐	☐
D. Er ist enttäuscht.	☐	☐
E. Er hat Angst.	☐	☐

Lina und Beatrix verbringen zusammen ihren Urlaub in Amerika. Die Familie von Lina ist sehr wohlhabend und hat beiden den Flug und das Hotel finanziert. Vor allem beim Einkaufen muss Beatrix allerdings immer auf jeden Cent, den sie ausgibt, achten. Als die beiden in einem sehr exklusiven Geschäft einkaufen, entdeckt Beatrix ein Kleid, das ihr sehr gut gefällt. Natürlich hat sie nicht das Geld, es sich zu leisten. Lina bemerkt ihre etwas traurig aussehende Freundin und kauft ihr das Kleid. Wie fühlt sich Beatrix in dieser Situation?

	eher wahrscheinlich	eher unwahrscheinlich
A. Sie schämt sich.	☐	☐
B. Sie fühlt sich schuldig.	☐	☐
C. Sie ist dankbar.	☐	☐
D. Sie ist glücklich.	☐	☐
E. Sie ist eifersüchtig.	☐	☐

Übungsaufgabe 16

Renate hat zu ihrem Geburtstag ein Auto bekommen und sich sehr darüber gefreut. Doch schon bei der ersten Ausfahrt hatte sie eine Verkehrsstrafe wegen einer Geschwindigkeitsübertretung bekommen. Leider war dieser Strafzettel nicht der Letzte. Ihr ist klar, dass es sehr gefährlich ist zu schnell zu fahren. Doch egal wie sehr es Renate versuchte, sie schaffte es einfach nicht, sich an die gültigen Tempolimits zu halten. In den letzten Wochen gelangten per Postweg immer mehr Strafverfügungen ein, sodass die gesamte Strafsumme schon einen beachtlichen Betrag erreicht hat. Wie fühlt sie sich in dieser Situation?

	eher wahr- scheinlich	eher unwahr- scheinlich
A. Sie bereut etwas.	☐	☐
B. Sie fühlt sich schuldig.	☐	☐
C. Sie ist ängstlich.	☐	☐
D. Sie ärgert sich.	☐	☐
E. Sie hasst die Behörden.	☐	☐

Übungsaufgabe 17

Aaron steht im Halbfinale der regionalen Tennismeisterschaft. Sein Gegner in diesem Spiel ist nicht nur sein bester Freund, sondern auch sein größter Rivale. Er hat sich lange auf dieses Turnier vorbereitet und will unbedingt gewinnen. Doch Aaron weiß, dass er seinen Freund noch nie zuvor in einem Turnier geschlagen hat. Beide spielen verbissen und mit dem Einsatz all ihrer Kräfte. Bei einem Ballwechsel am Netz gelingt Aaron ein sehr spektakulärer Volley. Sein Gegner versucht den Ball trotzdem zu erreichen, stolpert aber und knickt um. Er erleidet einen Bänderriss und kann das Spiel nicht fortsetzen. Aus Mangel an Alternativen entscheidet die Turnierleitung, dass Aaron ins Finale aufsteigt. Wie fühlt sich Aaron in dieser Situation?

	eher wahr- scheinlich	eher unwahr- scheinlich
A. Er bereut etwas.	☐	☐
B. Er fühlt sich schuldig.	☐	☐
C. Er freut sich.	☐	☐
D. Er ist traurig.	☐	☐
E. Er empfindet Mitleid mit seinem Gegner.	☐	☐

Greta hat vor 4 Jahren das Studium der Rechtswissenschaften mit Auszeichnung abgeschlossen und befindet sich seither auf Arbeitssuche. Sie hat bereits zahlreiche Bewerbungen geschrieben und war in etlichen Vorstellungsgesprächen. Jedoch bekam sie immer wieder Absagen, mit der Begründung, dass sie zu jung sei und keine Berufserfahrungen vorweisen konnte. Sie findet es äußerst unfair und stellt sich selbst die Frage, wie sie an Berufserfahrung könne, wenn ihr niemand eine Chance gibt. Wie fühlt sich Greta in der Situation?

	eher wahr-scheinlich	eher unwahr-scheinlich
A. Sie ist verzweifelt.	☐	☐
B. Sie ist frustriert.	☐	☐
C. Sie ist motiviert.	☐	☐
D. Sie ist gestresst.	☐	☐
E. Sie ist stolz.	☐	☐

Übungsaufgabe 19

Der Vater von Sandro ist vor zwei Jahren gestorben und hat seinem Sohn den Familienbetrieb überlassen. Sandro führt nun die Geschäfte des mittelständischen Unternehmens. Viele neue, schwierige und sehr wichtige Aufgaben stehen für ihn nun auf der Tagesordnung – Telefonate mit Großkunden, Projektmeetings und Präsentationen. Doch Sandro kommt mit dem Druck relativ gut zurecht. Er hatte sich seit Schulbeginn auf die Übernahme des Betriebes vorbereitet. Wie fühlt sich Sandro in dieser Situation?

	eher wahr- scheinlich	eher unwahr- scheinlich
A. Er ist gestresst.	☐	☐
B. Er ist traurig.	☐	☐
C. Er ist herausgefordert und motiviert.	☐	☐
D. Er ist erleichtert.	☐	☐
E. Er ist zuversichtlich.	☐	☐

Hertha arbeitet schon seit längerer Zeit in einer Bankfiliale. Eines Tages wird ihr Schalter überfallen. Ein Mann steht mit einem Messer bewaffnet vor ihr und weist sie an, das Geld aus dem Tresor zu holen. Ihre Kolleginnen und Kollegen sehen Hertha entsetzt an, als sie ihm das Geld gibt. Wie fühlt sich Hertha in dieser Situation?

	eher wahr-scheinlich	eher unwahr-scheinlich
A. Sie ist nervös.	☐	☐
B. Sie ist frustriert.	☐	☐
C. Sie ist ängstlich.	☐	☐
D. Sie fühlt sich schuldig.	☐	☐
E. Sie entmutigt.	☐	☐

11. Testsimulationen zum Emotionen Erkennen

Dieses Kapitel beinhaltet zwei vollständige Testsimulationen zum Emotionen Erkennen. Sie sollen als praktische Übungen für den Ablauf des Testverfahrens im MedAT gesehen werden.

Bitte beachten Sie, dass Sie innerhalb von 15 Minuten alle 10 Aufgaben einer Simulation bearbeitet haben müssen. Treffen Sie entsprechende Vorkehrungen, um dieses Zeitlimit zu simulieren. Versuchen Sie sich im Vorhinein nicht mit den Aufgaben der Testsimulationen zu beschäftigen. Achten Sie auf eine ruhige, störungsfreie Umgebung und schaffen Sie realitätsnahe Bedingungen.

11.1 Emotionen Erkennen - Testsimulation A

<u>Aufgabe A1</u>

Es ist Freitag am Nachmittag und Hannes ist von der Arbeit auf dem Weg nach Hause. Er freut sich schon sehr lange auf dieses Wochenende, denn er und seine Freundin haben gemeinsam einen Kurzurlaub gebucht. Er muss sich jedoch beeilen, da der Flug bereits in einer Stunde startet. Auf dem halben Weg fällt ihm auf, dass er seine Brieftasche und damit sein gesamtes Geld, seine Kreditkarte und die Ausweispapiere in der Arbeit hat liegen lassen. Er muss jetzt schnellstmöglich zurück um die Sachen zu holen. Er weiß, dass das alles zeitlich sehr knapp wird. Wie fühlt sich Hannes in dieser Situation?

	eher wahr- scheinlich	eher unwahr- scheinlich
A. Er ist traurig.	☐	☐
B. Er bereut etwas.	☐	☐
C. Er ist herausgefordert und motiviert.	☐	☐
D. Er ist zuversichtlich.	☐	☐
E. Er hat Angst.	☐	☐

Aufgabe A2

Hanna ist professionelle Skifahrerin und steht am Höhepunkt ihrer Karriere. Seit sie klein war, hat sie trainiert und musste viele Opfer für ihren Sport bringen. Auch gab es sehr viel Erfolgsdruck seitens des Skiverbandes und ihrer Familie, der sie sehr belastet hat. Nun hat sie die Möglichkeit ein großes Weltcuprennen zu gewinnen. Nur mehr noch sie und ihre größte Rivalin stehen am Start. Ihre Rivalin ist allerdings in Topform und Hanna denkt nicht, dass sie sie heute besiegen kann. Gedanklich hat sie sich schon mit dem zweiten Platz abgefunden. Doch plötzlich macht ihre Rivalin einen großen Fehler und scheidet aus. Hanna gewinnt daraufhin das Rennen. Wie fühlt sich Hanna in dieser Situation?

	eher wahr- scheinlich	eher unwahr- scheinlich
A. Sie ist zuversichtlich	☐	☐
B. Sie schämt sich.	☐	☐
C. Sie freut sich.	☐	☐
D. Sie bereut etwas.	☐	☐
E. Sie ist erleichtert.	☐	☐

Aufgabe A3

Dominik ist Student der Rechtswissenschaften und arbeitet seit kurzem als Praktikant in einer großen Anwaltskanzlei. Er ist sehr stolz, dass er diese Anstellung bekommen hat. Er fühlt sich aber mit vielen Arbeitsprozessen sehr überfordert und ist nicht der Meinung, dass er das Zeug dazu hat, ein guter Anwalt zu werden. Obwohl er sich sehr anstrengt, macht er laufend Fehler und wird von vielen Kolleginnen und Kollegen gerügt. Die Leiterin der Kanzlei holt ihn zu sich ins Büro und erklärt ihm, dass sie, aufgrund seiner mangelnden Kompetenzen, keine andere Wahl hat, als ihn zu kündigen. Wie fühlt sich Dominik in dieser Situation?

	eher wahr- scheinlich	eher unwahr- scheinlich
A. Er ist traurig.	☐	☐
B. Er ist überrascht.	☐	☐
C. Er schämt sich.	☐	☐
D. Er hat Angst.	☐	☐
E. Er ist frustriert.	☐	☐

Linda ist seit nun mehr als fünf Jahren mit Max verheiratet. Sie ist glücklich in ihrer Beziehung und kann sich keinen besseren Ehemann vorstellen. Eines Tages kommt Linda frühzeitig zurück von der Arbeit und erwischt Max in flagranti mit ihrer besten Freundin Katrin im Schlafzimmer. Linda kennt Katrin schon seit Kindheitstagen und vertraute ihr vollkommen. Nie gab es Streit zwischen den beiden. Wie fühlt sich Linda nun in dieser Situation?

	eher wahr- scheinlich	eher unwahr- scheinlich
A. Sie bereut etwas.	☐	☐
B. Sie fühlt Verachtung.	☐	☐
C. Sie fühlt sich schuldig.	☐	☐
D. Sie ist überrascht.	☐	☐
E. Sie ärgert sich.	☐	☐

Die Großmutter von Carmen wurde vor einiger Zeit stationär im Krankenhaus aufgenommen. Zu Beginn hatte sie Herzrhythmusbeschwerden, doch mittlerweile versagten andere Organe schon mehrmals und sie musste an eine Beatmungsmaschine angeschlossen werden. Seit ca. einem Monat liegt die Großmutter nun im Koma. Leider gibt es aus medizinischer Sicht nichts mehr, was man tun könnte, um ihren Zustand zu verbessern. Carmen ist praktisch bei ihrer Großmutter aufgewachsen und steht ihr deshalb sehr nahe. Sie besucht sie jeden Tag im Krankenhaus, aber kann den Anblick ihrer im Sterben liegenden Großmutter kaum ertragen. Wie fühlt sich Carmen in dieser Situation?

	eher wahrscheinlich	eher unwahrscheinlich
A. Sie liebt ihre Großmutter.	☐	☐
B. Sie empfindet Mitleid.	☐	☐
C. Sie ist traurig.	☐	☐
D. Sie ist hoffnungsvoll.	☐	☐
E. Sie ist dankbar.	☐	☐

Raphael ist seit kurzem in eine neue Stadt gezogen und hat dort einen relativ schlecht bezahlten Job als Busfahrer angenommen. Er kennt sich noch nicht wirklich in seiner neuen Umgebung aus und fühlt sich deshalb oft sehr einsam. Zum Zeitvertreib und um sich von seiner Einsamkeit abzulenken, nimmt Raphael regelmäßig an diversen Glücksspielen teil. Und tatsächlich werden in einer Lotterie seine Zahlen gezogen und er gewinnt eine beträchtliche Geldsumme. Wie fühlt sich Raphael in dieser Situation?

	eher wahr-scheinlich	eher unwahr-scheinlich
A. Er ist mit seinem Leben zufrieden.	☐	☐
B. Er ist glücklich.	☐	☐
C. Er freut sich.	☐	☐
D. Er ist erleichtert.	☐	☐
E. Er ist dankbar.	☐	☐

Sabrina und Katharina sind Stiefschwestern und stehen seit jeher ständig in Konkurrenz miteinander. Ständig vergleicht Katharina sich mit ihrer Schwester und nur selten ist sie mit sich selbst zufrieden. Am Geburtstag von Katharina bemerkt sie, wie ihre Familie Sabrina mehr Aufmerksamkeit schenkt als ihr selbst. Wie fühlt sich Katharina in dieser Situation?

	eher wahr-scheinlich	eher unwahr-scheinlich
A. Sie ärgert sich.	☐	☐
B. Sie ist eifersüchtig.	☐	☐
C. Sie ist neidisch.	☐	☐
D. Sie ist entmutigt.	☐	☐
E. Sie ist traurig.	☐	☐

Aufgabe A8

Günther arbeitet gerade an seiner Studienabschlussarbeit. Da
sein Computer vor zwei Wochen kaputt ging, bittet er seinen
guten Freund Daniel, ihm seinen Laptop zu leihen. Dieser
willigt ohne zu zögern ein. Der Laptop funktioniert ausge-
zeichnet und Günther kommt in seiner Arbeit gut voran. Als
Daniel den Laptop dann kurz selbst benötigt, löscht er versehentlich wichtige Daten von Günther. Dieses Missgeschick
wirft Günther nicht nur Monate in seiner Arbeit zurück, sondern gefährdet auch den Abgabetermin seiner Abschlussarbeit.
Wie fühlt sich Günther in dieser Situation?

	eher wahr- scheinlich	eher unwahr- scheinlich
A. Er ärgert sich.	☐	☐
B. Er ist enttäuscht.	☐	☐
C. Er hat Angst.	☐	☐
D. Er ist entmutigt.	☐	☐
E. Er ist motiviert und herausgefordert.	☐	☐

Nadine wurde von einem Kollegen in ihrer Arbeit gemobbt und sah keinen anderen Ausweg mehr, als ihre Stelle zu kündigen. Sie fand nach etwa zwei Monaten eine neue Anstellung in einer gleichwertigen Position. Ihr machen die Erinnerungen an die Ereignisse noch schwer zu schaffen, trotzdem freut sie sich schon sehr auf ihre neue Arbeit. Am ersten Arbeitstag erzählt ihr eine ihrer neuen Kolleginnen, dass ihr direkter Vorgesetzter manchmal sehr gemein und verletzend sein kann. Wie fühlt sich Nadine in der jetzigen Situation?

	eher wahr-scheinlich	eher unwahr-scheinlich
A. Sie ist zuversichtlich.	☐	☐
B. Sie ist erleichtert.	☐	☐
C. Sie hat Angst.	☐	☐
D. Sie ist besorgt.	☐	☐
E. Sie bereut etwas.	☐	☐

Holger steht kurz davor seine Schule abzuschließen. Durch seine Lernschwäche waren es für Holger sehr schwierige Jahre. Es gab oft Zeiten, in denen er nicht sicher war, ob er es schaffen würde. Doch insbesondere sein Klassenvorstand unterstützte und förderte ihn in allen Schulstufen. Bei seinen letzten Prüfungen gibt es zwar ein paar Unsicherheiten, doch letztendlich schafft er es, alle Fächer positiv abzuschließen. Wie fühlt sich Holger in dieser Situation?

	eher wahrscheinlich	eher unwahrscheinlich
A. Er ist stolz auf sich.	☐	☐
B. Er ist erleichtert.	☐	☐
C. Er ist zuversichtlich.	☐	☐
D. Er ist dankbar.	☐	☐
E. Er ist ausgeglichen.	☐	☐

11.2 Emotionen Erkennen - Testsimulation B

<u>Aufgabe B1</u>

Wolfgang ist mit dem Auto auf dem Weg zur Arbeit. Er ist etwas spät daran und versucht dies mit höherer Fahrtgeschwindigkeit zu kompensieren. Er ist in einer Kurve zu schnell und sein Fahrzeug kommt ins Schleudern. Das Letzte, woran er sich erinnern kann, ist das Gesicht eines Rettungssanitäters auf der Fahrt ins Krankenhaus. Doch er hat Glück. Außer ein paar Hautabschürfungen und blauen Flecken können die ÄrztInnen nichts feststellen. Wie fühlt sich Wolfgang in dieser Situation?

	eher wahr- scheinlich	eher unwahr- scheinlich
A. Er hat Angst.	☐	☐
B. Er bereut etwas.	☐	☐
C. Er ist glücklich.	☐	☐
D. Er ist erleichtert.	☐	☐
E. Er schämt sich.	☐	☐

Aufgabe B2

Lydia ist Managerin eines großen Unternehmens und ist kurz davor, einen sehr lukrativen Vertrag mit einem internationalen Geschäftspartner abzuschließen. Ihr Unternehmen ist schon seit einiger Zeit in finanziellen Schwierigkeiten und sollten sich diese Umstände in nächster Zeit nicht ändern, ist auch mit Entlassungen zu rechnen. Zum letzten, entscheidenden Treffen, welches zum Vertragsabschluss führen soll, muss sie ins Ausland fliegen. Dort gelandet bemerkt sie im Hotel, dass sie alle Verträge in ihrem Büro vergessen hat. Sie muss jetzt alle Unterlagen noch einmal neu zusammenstellen. Es erwartet sie eine schlaflose Nacht und selbst dann ist es nicht sicher, ob sie alle Verträge lückenlos wiederherstellen wird können. Wie fühlt sie sich in dieser Situation?

	eher wahr-scheinlich	eher unwahr-scheinlich
A. Sie ist traurig.	☐	☐
B. Sie ist entmutigt.	☐	☐
C. Sie ist herausgefordert und motiviert.	☐	☐
D. Sie fühlt sich gestresst.	☐	☐
E. Sie hat Angst.	☐	☐

Carmen hat seit einem traumatischen Ereignis in ihrer Kindheit eine Schlangenphobie. Wenn sie auch nur die kleinste Schlange sieht, wird sie panisch und kann nicht mehr rational denken. Aufgrund dieses Umstandes sind ihre Urlaubsreiseziele immer auf jene Länder beschränkt, in denen es keine Schlangen gibt. Sehr gerne würde sie aber einen Urlaub in einem exotischen Land machen, doch ihre Phobie macht dies unmöglich. Ihr Freund hat die Idee, sie mit einem Besuch in einem Reptilienzoo an den Anblick der Schlangen zu gewöhnen. Die beiden gehen zusammen Schritt für Schritt die Schlangenausstellung des Reptilienzoos durch. Wie fühlt sich Carmen in dieser Situation?

	eher wahrscheinlich	eher unwahrscheinlich
A. Sie empfindet Ekel.	☐	☐
B. Sie verachtet ihren Freund.	☐	☐
C. Sie ist herausgefordert und motiviert.	☐	☐
D. Sie ist frustriert.	☐	☐
E. Sie ist dankbar.	☐	☐

Aufgabe B4

Melissa und Iris sind schon sehr lange gute Freundinnen. Bei einem gemeinsamen Treffen erzählt Melissa Iris ganz aufgeregt, dass ihr Freund ihr einen Heiratsantrag gemacht hat. Iris empfindet es als sehr unfair, denn sie ist schon viel länger mit ihrem Freund zusammen und hätte sich schon lange einen Heiratsantrag erwartet. Eigentlich waren beide der festen Überzeugung gewesen, dass Iris als erste der beiden heiraten wird. Wie fühlt sich Iris in dieser Situation?

	eher wahr- scheinlich	eher unwahr- scheinlich
A. Sie ist entmutigt.	☐	☐
B. Sie ist enttäuscht.	☐	☐
C. Sie ist neidisch.	☐	☐
D. Sie ist eifersüchtig.	☐	☐
E. Sie ist zuversichtlich.	☐	☐

Aufgabe B5

Lukas ist zu der Geburtstagsparty eines entfernten Verwandten seiner Frau eingeladen. Er war lange gegen die Teilnahme an dieser Feierlichkeit, denn die Verwandten sind aus dem Ausland und er ist darauf eingestellt, dort keine Person zu finden, die Deutsch spricht. Nur seiner Frau zuliebe ist er mitgegangen. Dort angekommen empfängt ihn der Gastgeber in perfektem, akzentfreiem Deutsch. Wie fühlt sich Lukas in der Situation?

	eher wahr-scheinlich	eher unwahr-scheinlich
A. Er ist zufrieden.	☐	☐
B. Er schämt sich.	☐	☐
C. Er freut sich.	☐	☐
D. Er ist dankbar.	☐	☐
E. Er ist überrascht.	☐	☐

<u>Aufgabe B6</u>

Lorenz ist stark übergewichtig. Da ihm die Folgen und Risiken von starkem Übergewicht bekannt sind, beschließt er nach langem Hin und Her abzunehmen, generell gesünder zu leben und regelmäßig Sport zu treiben. Beim leichten Jogging bemerkt er neben seiner Kurzatmigkeit auch regelmäßig einen stechenden Schmerz in der Brust. Wie fühlt sich Lorenz in dieser Situation?

	eher wahr- scheinlich	eher unwahr- scheinlich
A. Er ist stolz auf sich.	☐	☐
B. Er sorgt sich.	☐	☐
C. Er ist traurig.	☐	☐
D. Er ist enttäuscht.	☐	☐
E. Er ist entmutigt.	☐	☐

Vor einiger Zeit haben Karl und seine Studienkollegin Isabel ein Praktikum in einem sehr erfolgreichen Unternehmen begonnen. Karl und Isabel hatten sich im Laufe ihres Praktikums angefreundet und schätzen sich gegenseitig sehr. Beide erhoffen sich eine Fixanstellung und bemühen sich sehr um einen guten Eindruck bei ihren Vorgesetzten. Sie beide stehen aber auch unter enormen Druck deswegen. In einem schwachen Moment nutzt Karl die Gutmütigkeit von Isabel aus und kopiert ihre Arbeitsunterlagen, welche er dann seinem Chef als seine eigene Arbeit präsentiert. Er wird daraufhin fix eingestellt. Isabel kündigt ihm daraufhin die Freundschaft. Wie fühlt sich Karl in dieser Situation?

	eher wahr-scheinlich	eher unwahr-scheinlich
A. Er empfindet Mitleid mit seiner Studienkollegin.	☐	☐
B. Er ist glücklich.	☐	☐
C. Er ist zuversichtlich.	☐	☐
D. Er schämt sich.	☐	☐
E. Er fühlt sich schuldig.	☐	☐

<u>Aufgabe B8</u>

Liliana steht kurz vor ihrer Führerscheinprüfung. Die letzten zwei Prüfungsantritte waren leider nicht erfolgreich für sie. Sie leidet, unter anderem auch deshalb, an großer Prüfungsangst und hat die ganze Nacht vor der Prüfung nicht schlafen können. Diesmal hat sie sich allerdings gewissenhaft und gründlich vorbereitet und kann einen großen Teil der Fragen gut beantworten. Als sie den Prüfungsraum verlässt, ist sie sich nahezu sicher, diesmal bestanden zu haben. Wie fühlt sich Liliana in dieser Situation?

	eher wahr- scheinlich	eher unwahr- scheinlich
A. Sie ist nervös.	☐	☐
B. Sie ist hoffnungsvoll.	☐	☐
C. Sie freut sich.	☐	☐
D. Sie ist erleichtert.	☐	☐
E. Sie hat Angst.	☐	☐

Markus ist mit seiner Frau und seinen zwei Kindern vor einem halben Jahr in ein neues, schönes Haus am Land gezogen. Eigentlich dachten sie, dass das Angebot des Immobilienmaklers relativ gut war. Doch seit einiger Zeit ist das Dach undicht und es tropft durch die Decke. Der Kostenvoranschlag des Handwerkers ist horrend hoch. Markus ist sich nicht sicher, ob sie sich die Reparaturen leisten werden können, denn sie müssen gleichzeitig auch noch den Kredit für den Hauskauf abbezahlen. Wie fühlt sich Markus in dieser Situation?

	eher wahr- scheinlich	eher unwahr- scheinlich
A. Er ärgert sich.	☐	☐
B. Er ist besorgt.	☐	☐
C. Er schämt sich.	☐	☐
D. Er fühlt sich schuldig.	☐	☐
E. Er bereut etwas.	☐	☐

Robert spielt seit seinem Kindesalter Volleyball. Eigentlich
war es nie sein Wunsch, irgendeine Art von Sport zu betrei-
ben, aber seine Mutter drängte ihn regelrecht dazu, dem örtli-
chen Volleyballverein beizutreten. Er hat schon seit langem
keinen Spaß mehr am Spiel, aber gibt sich, seiner Mutter zuliebe, trotzdem Mühe im Training. Doch weder er noch seine
Teamkollegen erwarten in dieser Saison noch einen Sieg. Als
seine Mannschaft die mittlerweile neunte Niederlage in Folge
erleidet, sucht seine Mutter, wie bei allen Niederlagen zuvor,
das Gespräch mit ihm und fordert ihn eindringlich auf, sich
mehr Mühe zu geben. Wie fühlt sich Robert in dieser Situation?

	eher wahr- scheinlich	eher unwahr- scheinlich
A. Er ist entmutigt.	☐	☐
B. Er ist dankbar.	☐	☐
C. Er ist frustriert.	☐	☐
D. Er ist enttäuscht.	☐	☐
E. Er ist herausgefordert und motiviert.	☐	☐

12. Referenzen und Literaturempfehlungen

Arnold, M.B. & Plutchik, R., (1964). The Emotions: Facts, Theories and a New Model. The American Journal of Psychology, 77(3), p.518.

Beck, K., (2004). Role requirements and moral segmentation - an empirical perspecitve on the basis of moral education. In K. Beck & K. Breuer (Hrsg.). Universität Mainz: Lehrstuhl für Wirtschaftspädagogik.

Ekman, P., Friesen, W. V. & Ellsworth, P., (1982). What emotion categories or dimensions can observers judge from facial behaviour? In Emotion in the Human Face. pp. 39–55.

Fehr, B. & Russell, J.A., (1984). Concept of emotion viewed from a prototype perspective. Journal of Experimental Psychology: General, 113(3), pp.464–486.

Gerrig, R.J. & Zimbardo, P.G., (2011). Psychologie, Pearson Germany.

Gilligan, C. & Attanucci, J., (1988). Two Moral Orientations: Gender Differences and Similarities. Merrill-Palmer, 34(3), pp.223–237.

Goschke, T. & Dreisbach, G., (2010). Kognitiv-affektive Neurowissenschaft: Emotionale Modulation des Erinnerns, Entscheidens und Handelns. In Klinische Psychologie & Psychotherapie. pp. 129–168.

Hoyer, J., (2011). Klinische Psychologie & Psychotherapie. Klinische Psychologie und Psychotherapie, pp.504–510.

Kleinginna, P.R. & Kleinginna, A.M., (1981). A categorized list of emotion definitions, with suggestions for a consensual definition. Motivation and Emotion, 5(4), pp.345–379.

Kohlberg, L., (1976a). Moral development and behavior: Theory, research and social issues, New York: Holt, Rinehart & Winston.

Kohlberg, L., (1976b). Moral Stages and Moralization. Moral Development and Behavior: Theory, Research and Social Issues, pp.31–53.

Kohlberg, L., (1969). Stage and sequence: The cognitive-developmental approach to socialization. In Handbook of socialization: Theory and research. pp. 347–480.

Kohlberg, L., (1971). Stages of Moral Development. Moral education, 70, pp.23–92.

Kohlberg, Colby & A, (2008). The Measurement of Moral Judgment. New York, Cambridge University Press, 1984, p.111.

Milgram, S., (1963). Behavioral Study of Obedience. Journal of abnormal psychology, 67(4), pp.371–378.

Piaget, J., (1948). The moral judgment of the child., New York, NY, US: Free Press.

Roseman, I.J., (1984). Cognitive determinants of emotion: A structural theory. Review of Personality & Social Psychology, 5, pp.11–36.

Roseman, I.J., Antoniou, A.A. & Jose, P.E., (1996). Appraisal determinants of emotions: Constructing a more accurate and comprehensive theory. Cognition & Emotion, (10), pp.241–277.

Scherer, K.R., (1997). Profiles of Emotion-antecedent Appraisal: Testing Theoretical Predictions across Cultures. Cognition and Emotion, 11(2), pp.113–150.

Schläfli, A., (1986). Förderung der sozial-moralischen Kompetenz: Evaluation, Curriculum und Durchführung von Interventionsstudien, Frankfurt/M.:Lang.

Schmidt-Azert, L., (1980). Die verbale Kommunikation von Emotionen: Eine Bedingungsanalyse unter besonderer Berücksichtigung physiologischer Prozesse. Universität Gießen.

Schmidt-Azert, L., (1996). Lehrbuch der Emotionspsychologie, Stuttgart: Kohlhammer.

Stocké, V. & Sd-bias, E., (2004). Determinants for Respondents

Susceptibility to Social Desirability Bias - A Comparison of Predictions from Rational Choice Theory and the Model of Frame-Selection. Zeitschrift für Soziologie, 33(August), pp.303–320.

Trautner, H.M., (1997). Lehrbuch der Entwicklungspsychologie, Bd. 2: Theorien und Befunde, Göttingen: Hogrefe.

13. Anhang

13.1 Lösungen zu den Übungsbeispielen aus Kap. 5

Beispiel 1	Reihung				
	1.	2.	3.	4.	5.
a.)					X
b.)		X			
c.)			X		
d.)				X	
e.)	X				

(Überlegungen)

Beispiel 2	Reihung				
	1.	2.	3.	4.	5.
a.)	X				
b.)				X	
c.)			X		
d.)		X			
e.)					X

(Überlegungen)

Beispiel 3	Reihung				
	1.	2.	3.	4.	5.
a.)				X	
b.)					X
c.)			X		
d.)	X				
e.)		X			

(Überlegungen)

Beispiel 4	Reihung				
	1.	2.	3.	4.	5.
a.)				X	
b.)					X
c.)			X		
d.)	X				
e.)		X			

(Überlegungen)

Beispiel 5	Reihung				
Überlegungen	1.	2.	3.	4.	5.
a.)					X
b.)				X	
c.)			X		
d.)		X			
e.)	X				

Beispiel 6	Reihung				
Überlegungen	1.	2.	3.	4.	5.
a.)			X		
b.)				X	
c.)					X
d.)		X			
e.)	X				

Beispiel 7	Reihung				
Überlegungen	1.	2.	3.	4.	5.
a.)					X
b.)				X	
c.)	X				
d.)		X			
e.)			X		

Beispiel 8	Reihung				
Überlegungen	1.	2.	3.	4.	5.
a.)	X				
b.)				X	
c.)		X			
d.)			X		
e.)					X

Beispiel 9	Reihung				
Überlegungen	1.	2.	3.	4.	5.
a.)			X		
b.)				X	
c.)					X
d.)	X				
e.)		X			

Beispiel 10	Reihung				
Überlegungen	1.	2.	3.	4.	5.
a.)					X
b.)		X			
c.)				X	
d.)			X		
e.)	X				

Beispiel 11

Überlegungen	Reihung				
	1.	2.	3.	4.	5.
a.)			X		
b.)				X	
c.)					X
d.)		X			
e.)	X				

Beispiel 12

Überlegungen	Reihung				
	1.	2.	3.	4.	5.
a.)	X				
b.)			X		
c.)				X	
d.)		X			
e.)					X

Beispiel 13

Überlegungen	Reihung				
	1.	2.	3.	4.	5.
a.)					X
b.)				X	
c.)			X		
d.)		X			
e.)	X				

Beispiel 14

Überlegungen	Reihung				
	1.	2.	3.	4.	5.
a.)					X
b.)			X		
c.)				X	
d.)	X				
e.)		X			

Beispiel 15

Überlegungen	Reihung				
	1.	2.	3.	4.	5.
a.)	X				
b.)				X	
c.)		X			
d.)			X		
e.)					X

Beispiel 16

Überlegungen	Reihung				
	1.	2.	3.	4.	5.
a.)			X		
b.)				X	
c.)					X
d.)	X				
e.)		X			

Beispiel 17		Reihung				
		1.	2.	3.	4.	5.
Überlegungen	a.)					X
	b.)	X				
	c.)		X			
	d.)			X		
	e.)				X	

Beispiel 18		Reihung				
		1.	2.	3.	4.	5.
Überlegungen	a.)				X	
	b.)					X
	c.)	X				
	d.)		X			
	e.)			X		

Beispiel 19		Reihung				
		1.	2.	3.	4.	5.
Überlegungen	a.)			X		
	b.)				X	
	c.)					X
	d.)		X			
	e.)	X				

Beispiel 20		Reihung				
		1.	2.	3.	4.	5.
Überlegungen	a.)			X		
	b.)	X				
	c.)					X
	d.)		X			
	e.)				X	

13.2 Lösungen zu den Übungsbeispielen aus Kap. 10

Übungsaufgabe 1

	eher wahr- scheinlich	eher unwahr- scheinlich
A. Sie ist neidisch.	X	
B. Sie ist frustriert.	X	
C. Sie ist eifersüchtig.		X
D. Sie ist zuversichtlich.		X
E. Sie freut sich.		X

Übungsaufgabe 2

	eher wahr- scheinlich	eher unwahr- scheinlich
A. Er ärgert sich.		X
B. Er bereut etwas.		X
C. Er hat Angst.	X	
D. Er schämt sich.		X
E. Er fühlt sich schuldig.		X

Übungsaufgabe 3

	eher wahr- scheinlich	eher unwahr- scheinlich
A. Sie ekelt sich.		X
B. Sie ist überrascht.	X	
C. Sie schämt sich.	X	
D. Sie hat Angst.		X
E. Sie freut sich.		X

Übungsaufgabe 4

	eher wahr- scheinlich	eher unwahr- scheinlich
A. Er bereut etwas.	X	
B. Er fühlt Verachtung.		X
C. Er fühlt sich schuldig.	X	
D. Er ist überrascht.	X	
E. Er ärgert sich.	X	

<u>Übungsaufgabe 5</u>

	eher wahr- scheinlich	eher unwahr- scheinlich
A. Sie liebt ihr Pferd.		X
B. Sie empfindet Mitleid.		X
C. Sie ist traurig.	X	
D. Sie ist hoffnungsvoll.		X
E. Sie ist enttäuscht.	X	

<u>Übungsaufgabe 6</u>

	eher wahr- scheinlich	eher unwahr- scheinlich
A. Sie ist traurig.	X	
B. Sie empfindet Mitleid.	X	
C. Sie fühlt sich schuldig.		X
D. Sie bereut etwas.		X
E. Sie liebt ihre Kinder.	X	

	eher wahr- scheinlich	eher unwahr- scheinlich
A. Sie ist herausgefordert und motiviert.		X
B. Sie ist ausgeglichen.		X
C. Sie ist mit ihrem Leben zufrieden.		X
D. Sie ist glücklich.		X
E. Sie ist erleichtert.	X	

Übungsaufgabe 8

	eher wahr- scheinlich	eher unwahr- scheinlich
A. Er ist stolz.		X
B. Er liebt das Mädchen.		X
C. Er ist zuversichtlich.	X	
D. Er ist dankbar.		X
E. Er fühlt sich glücklich.	X	

	eher wahr- scheinlich	eher unwahr- scheinlich
A. Er ist zuversichtlich.		X
B. Er ist erleichtert.		X
C. Er hat Angst.		X
D. Er ist besorgt.		X
E. Er schämt sich.		X

Übungsaufgabe 10

	eher wahr- scheinlich	eher unwahr- scheinlich
A. Sie ist verärgert.	X	
B. Sie bereut etwas.	X	
C. Sie ist entmutigt.		X
D. Sie ist ängstlich.		X
E. Sie schämt sich.		X

Übungsaufgabe 11

	eher wahr-scheinlich	eher unwahr-scheinlich
A. Sie ist entmutigt.		X
B. Sie empfindet Mitleid.		X
C. Sie ist enttäuscht.	X	
D. Sie liebt ihre Mutter.	X	
E. Sie freut sich.		X

Übungsaufgabe 12

	eher wahr-scheinlich	eher unwahr-scheinlich
A. Sie ist entmutigt.		X
B. Sie fühlt Verachtung.		X
C. Sie fühlt sich schuldig.		X
D. Sie schämt sich.		X
E. Sie ist verärgert.	X	

178

<u>Übungsaufgabe 13</u>

	eher wahr- scheinlich	eher unwahr- scheinlich
A. Sie ist ausgeglichen.	X	
B. Sie ist hoffnungsvoll.	X	
C. Sie freut sich.		X
D. Sie ist stolz.		X
E. Sie erleichtert.		X

<u>Übungsaufgabe 14</u>

	eher wahr- scheinlich	eher unwahr- scheinlich
A. Er bereut etwas.		X
B. Er ist verärgert.	X	
C. Er ist entmutigt.	X	
D. Er ist enttäuscht.		X
E. Er hat Angst.	X	

	eher wahr- scheinlich	eher unwahr- scheinlich
A. Sie schämt sich.		X
B. Sie fühlt sich schuldig.		X
C. Sie ist dankbar.	X	
D. Sie ist glücklich.		X
E. Sie ist eifersüchtig.		X

Übungsaufgabe 16

	eher wahr- scheinlich	eher unwahr- scheinlich
A. Sie bereut etwas.	X	
B. Sie fühlt sich schuldig.	X	
C. Sie ist ängstlich.		X
D. Sie ärgert sich.	X	
E. Sie hasst die Behörden.		X

Übungsaufgabe 17

	eher wahr- scheinlich	eher unwahr- scheinlich
A. Er bereut etwas.		X
B. Er fühlt sich schuldig.	X	
C. Er freut sich.		X
D. Er ist traurig.	X	
E. Er empfindet Mitleid mit seinem Gegner.		X

Übungsaufgabe 18

	eher wahr- scheinlich	eher unwahr- scheinlich
A. Sie ist verzweifelt.	X	
B. Sie ist frustriert.	X	
C. Sie ist motiviert.		X
D. Sie ist gestresst.		X
E. Sie ist stolz.		X

Übungsaufgabe 19

	eher wahr- scheinlich	eher unwahr- scheinlich
A. Er ist gestresst.		X
B. Er ist traurig.		X
C. Er ist herausgefordert und motiviert.	X	
D. Er ist erleichtert.		X
E. Er ist zuversichtlich.	X	

Übungsaufgabe 20

	eher wahr- scheinlich	eher unwahr- scheinlich
A. Sie ist nervös.	X	
B. Sie ist frustriert.		X
C. Sie ist ängstlich.	X	
D. Sie fühlt sich schuldig.		X
E. Sie entmutigt.		X

13.3 Antwortbögen zu den Testsimulationen

Antwortbogen zu Simulation A - Soziales Entscheiden

		1	2	3	4	5			1	2	3	4	5
A1	A						A2	A					
	B							B					
	C							C					
	D							D					
	E							E					
A3	A						A4	A					
	B							B					
	C							C					
	D							D					
	E							E					
A5	A						A6	A					
	B							B					
	C							C					
	D							D					
	E							E					
A7	A						A8	A					
	B							B					
	C							C					
	D							D					
	E							E					
A9	A						A10	A					
	B							B					
	C							C					
	D							D					
	E							E					

Antwortbogen zu Simulation **B** - Soziales Entscheiden

		1	2	3	4	5			1	2	3	4	5
	A							A					
	B							B					
B1	C						B2	C					
	D							D					
	E							E					
	A							A					
	B							B					
A3	C						A4	C					
	D							D					
	E							E					
	A							A					
	B							B					
A5	C						A6	C					
	D							D					
	E							E					
	A							A					
	B							B					
A7	C						A8	C					
	D							D					
	E							E					
	A							A					
	B							B					
A9	C						A10	C					
	D							D					
	E							E					

13.4 Musterlösungen zu den Testsimulationen

Lösungen zu Simulation A - Soziales Entscheiden

		1	2	3	4	5			1	2	3	4	5
A1	A					X	A2	A	X				
	B		X					B					X
	C	X						C		X			
	D				X			D				X	
	E			X				E			X		
A3	A	X					A4	A		X			
	B		X					B					X
	C					X		C			X		
	D				X			D	X				
	E			X				E				X	
A5	A					X	A6	A			X		
	B				X			B	X				
	C		X					C					X
	D	X						D				X	
	E			X				E		X			
A7	A				X		A8	A					X
	B					X		B				X	
	C		X					C			X		
	D			X				D		X			
	E	X						E	X				
A9	A				X		A10	A	X				
	B		X					B			X		
	C			X				C		X			
	D					X		D					X
	E	X						E				X	

Lösungen zu Simulation B - Soziales Entscheiden

		1	2	3	4	5			1	2	3	4	5
B1	A	X					B2	A	X				
	B		X					B					X
	C		X					C				X	
	D				X			D		X			
	E			X				E			X		
B3	A			X			B4	A					X
	B		X					B				X	
	C	X						C			X		
	D				X			D		X			
	E					X		E	X				
B5	A		X				B6	A				X	
	B	X						B			X		
	C					X		C					X
	D			X				D	X				
	E				X			E		X			
B7	A	X					B8	A			X		
	B			X				B					X
	C		X					C		X			
	D			X				D				X	
	E					X		E	X				
B9	A					X	B10	A					X
	B				X			B				X	
	C			X				C	X				
	D	X						D		X			
	E		X					E			X		

Lösungen zu Simulation A – Emotionen Erkennen

Aufgabe A1

	eher wahr-scheinlich	eher unwahr-scheinlich
A. Er ist traurig.		X
B. Er bereut etwas.	X	
C. Er ist herausgefordert und motiviert.		X
D. Er ist zuversichtlich.		X
E. Er hat Angst.	X	

Aufgabe A2

	eher wahr-scheinlich	eher unwahr-scheinlich
A. Sie ist zuversichtlich		X
B. Sie schämt sich.		X
C. Sie freut sich.	X	
D. Sie bereut etwas.		X
E. Sie ist erleichtert.	X	

<u>Aufgabe A3</u>

	eher wahr- scheinlich	eher unwahr- scheinlich
A. Er ist traurig.	X	
B. Er ist überrascht.		X
C. Er schämt sich.	X	
D. Er hat Angst.		X
E. Er ist frustriert.	X	

<u>Aufgabe A4</u>

	eher wahr- scheinlich	eher unwahr- scheinlich
A. Sie bereut etwas.		X
B. Sie fühlt Verachtung.	X	
C. Sie fühlt sich schuldig.		X
D. Sie ist überrascht.	X	
E. Sie ärgert sich.	X	

188

	eher wahr- scheinlich	eher unwahr- scheinlich
A. Sie liebt ihre Großmutter.	X	
B. Sie empfindet Mitleid.	X	
C. Sie ist traurig.	X	
D. Sie ist hoffnungsvoll.		X
E. Sie ist dankbar.		X

Aufgabe A6

	eher wahr- scheinlich	eher unwahr- scheinlich
A. Er ist mit seinem Leben zufrieden.		X
B. Er ist glücklich.		X
C. Er freut sich.	X	
D. Er ist erleichtert.		X
E. Er ist dankbar.		X

Aufgabe A7

	eher wahr-scheinlich	eher unwahr-scheinlich
A. Sie ärgert sich.	X	
B. Sie ist eifersüchtig.	X	
C. Sie ist neidisch.		X
D. Sie ist entmutigt.		X
E. Sie ist traurig.	X	

Aufgabe A8

	eher wahr-scheinlich	eher unwahr-scheinlich
A. Er ärgert sich.	X	
B. Er ist enttäuscht.		X
C. Er hat Angst.	X	
D. Er ist entmutigt.		X
E. Er ist motiviert und herausgefordert.		X

<u>Aufgabe A9</u>

	eher wahr- scheinlich	eher unwahr- scheinlich
A. Sie ist zuversichtlich.		**X**
B. Sie ist erleichtert.		**X**
C. Sie hat Angst.	**X**	
D. Sie ist besorgt.	**X**	
E. Sie bereut etwas.		**X**

<u>Aufgabe A10</u>

	eher wahr- scheinlich	eher unwahr- scheinlich
A. Er ist stolz auf sich.	**X**	
B. Er ist erleichtert.	**X**	
C. Er ist zuversichtlich.		**X**
D. Er ist dankbar.	**X**	
E. Er ist ausgeglichen.		**X**

Lösungen zu Simulation B – Emotionen Erkennen

<u>Aufgabe B1</u>

	eher wahr- scheinlich	eher unwahr- scheinlich
A. Er hat Angst.		X
B. Er bereut etwas.	X	
C. Er ist glücklich.		X
D. Er ist erleichtert.	X	
E. Er schämt sich.		X

<u>Aufgabe B2</u>

	eher wahr- scheinlich	eher unwahr- scheinlich
A. Sie ist traurig.		X
B. Sie ist entmutigt.		X
C. Sie ist herausgefordert und motiviert.		X
D. Sie fühlt sich gestresst.	X	
E. Sie hat Angst.	X	

	eher wahr-scheinlich	eher unwahr-scheinlich
A. Sie empfindet Ekel.	X	
B. Sie verachtet ihren Freund.		X
C. Sie ist herausgefordert und motiviert.		X
D. Sie ist frustriert.		X
E. Sie ist dankbar.		X

Aufgabe B4

	eher wahr-scheinlich	eher unwahr-scheinlich
A. Sie ist entmutigt.		X
B. Sie ist enttäuscht.	X	
C. Sie ist neidisch.	X	
D. Sie ist eifersüchtig.		X
E. Sie ist zuversichtlich.		X

	eher wahr-scheinlich	eher unwahr-scheinlich
A. Er ist zufrieden.		X
B. Er schämt sich.		X
C. Er freut sich.	X	
D. Er ist dankbar.		X
E. Er ist überrascht.	X	

Aufgabe B6

	eher wahr-scheinlich	eher unwahr-scheinlich
A. Er ist stolz auf sich.		X
B. Er sorgt sich.	X	
C. Er ist traurig.		X
D. Er ist enttäuscht.		X
E. Er ist entmutigt.		X

	eher wahr- scheinlich	eher unwahr- scheinlich
A. Er empfindet Mitleid mit seiner Studienkollegin.		X
B. Er ist glücklich.		X
C. Er ist zuversichtlich.		X
D. Er schämt sich.	X	
E. Er fühlt sich schuldig.	X	

Aufgabe B8

	eher wahr- scheinlich	eher unwahr- scheinlich
A. Sie ist nervös.		X
B. Sie ist hoffnungsvoll.	X	
C. Sie freut sich.		X
D. Sie ist erleichtert.	X	
E. Sie hat Angst.		X

Aufgabe B9

	eher wahr- scheinlich	eher unwahr- scheinlich
A. Er ärgert sich.	X	
B. Er ist besorgt.	X	
C. Er schämt sich.		X
D. Er fühlt sich schuldig.		X
E. Er bereut etwas.		X

Aufgabe B10

	eher wahr- scheinlich	eher unwahr- scheinlich
A. Er ist entmutigt.	X	
B. Er ist dankbar.		X
C. Er ist frustriert.	X	
D. Er ist enttäuscht.		X
E. Er ist herausgefordert und motiviert.		X

Printed in Poland
by Amazon Fulfillment
Poland Sp. z o.o., Wrocław

29209260R00116